Robert Bosch Stiftung (Hrsg.)
Reihe Pflegewissenschaft

Wissenschaftlicher Beirat:
Doris Graenert
Carol Krcmar
Dr. Claus Offermann
Dr. Willi Rückert
Prof. Dr. Ruth Schröck

Bücher aus verwandten Sachgebieten

Reihe Pflegewissenschaft

Bauer
Die Privatsphäre der Patienten
1996. ISBN 3-456-82686-9

Bischoff-Wanner
Empathie in der Pflege
2002. ISBN 3-456-83871-9

Elsbernd
Pflegesituationen
2000. ISBN 3-456-83505-1

Friedrich/Hantsche/Henze/Piechotta (Hrsg.)
Betreuung von Eltern mit belastenden Geburtserfahrungen
Band 1: Lehrbuch
1997. ISBN 3-456-82834-9
Band 2: Unterrichtseinheiten
1997. ISBN 3-456-82849-7

Görres
Qualitätssicherung in Pflege und Medizin
1999. ISBN 3-456-83077-7

Görres/Luckey/Stappenbeck
Qualitätszirkel in der Alten- und Krankenpflege
1997. ISBN 3-456-82827-6

Hasseler
Ganzheitliche Wochenpflege?
2002. ISBN 3-456-83872-7

Holoch
Situiertes Lernen und Pflegekompetenz
2002. ISBN 3-456-83673-2

Jacob
Gesundheitsförderung im pflegerisch-klinischen Kontext
2004. ISBN 3-456-84067-5

Kersting
Berufsbildung zwischen Anspruch und Wirklichkeit
2002. ISBN 3-456-83824-7

Kleinschmidt
Pflege und Selbstbestimmung
2004. ISBN 3-456-84101-9

Koch-Straube
Fremde Welt Pflegeheim
2. Aufl. 2002. ISBN 3-456-83888-3

Müller
Leitbilder in der Pflege
2001. ISBN 3-456-83598-1

Napiwotzky
Selbstbewußt verantwortlich pflegen
1998. ISBN 3-456-83052-1

Olbrich
Pflegekompetenz
1999. ISBN 3-456-83145-5

Osterbrink
Tiefe Atementspannung
1999. ISBN 3-456-83017-3

Panfil
Messung der Selbstpflege bei Ulcus cruris venosum
2003. ISBN 3-456-84048-9

Piechotta
Weiblich oder kompetent? Der Pflegeberuf im Spannungsfeld von Geschlecht, Bildung und gesellschaftlicher Anerkennung
2000. ISBN 3-456-83504-3

Rau
Die Situation der Krankenpflegeausbildung in der Bundesrepublik Deutschland
2001. ISBN 3-456-83625-2

Schoppmann
«Dann habe ich ihr einfach meine Arme hingehalten»
Selbstverletzendes Verhalten aus der Perspektive der Betroffenen
2003. ISBN 3-456-83972-3

Schnepp
Familiale Sorge in der Gruppe der russlanddeutschen Spätaussiedler
2002. ISBN 3-456-83823-9

Schwerdt
Eine Ethik für die Altenpflege
1998. ISBN 3-456-82841-1

Tewes
Pflegerische Verantwortung
2002. ISBN 3-456-83678-3

Walther
Abgefragt?! Pflegerische Erstgespräche im Krankenhaus
2001. ISBN 3-456-83657-0

Weber-Reich
«Wir sind die Pionierinnen der Pflege...» – Krankenschwestern und ihre Pflegestätten im 19. Jahrhundert am Beispiel Göttingen
2003. ISBN 3-456-83873-5

Weinhold
Kommunikation zwischen Patienten und Pflegepersonal
1997. ISBN 3-456-82842-X

Zielke-Nadkarni
Individualpflege als Herausforderung in multikulturellen Pflegesituationen
2003. ISBN 3-456-83823-9

Weitere Informationen über unsere Neuerscheinungen finden Sie im Internet unter: **http://verlag.hanshuber.com** oder per e-mail an: **verlag@hanshuber.com**.

Robert Bosch Stiftung (Hrsg.)
Reihe Pflegewissenschaft

Beate Marina Huter

Sanfte Frühgeborenenpflege: Auswirkungen auf die Bindung und emotionale Entwicklung des Kindes

Eine Nachuntersuchung der Frühgeborenen
von Dr. Marina Marcovich

Verlag Hans Huber
Bern · Göttingen · Toronto · Seattle

Anschrift der Autorin:
Mag.rer.nat. Beate Marina Huter
Franz-Baumann-Weg 13
A-6020 Innsbruck
Familie Huter@aon.at

Lektorat: Dr. Klaus Reinhardt
Bearbeitung: Korrekturbörse Karin Lüders
Herstellung: Daniel Berger
Druckvorstufe: Sbicca & Raach, Lugano
Druck und buchbinderische Verarbeitung:
AZ Druck & Datentechnik GmbH, Kempten
Printed in Germany

Bibliographische Information der Deutschen Bibliothek
Die Deutsche Bibliothek verzeichnet diese Publikation in der Deutschen Nationalbibliographie; detaillierte bibliographische Daten sind im Internet über http://dnb.ddb.de abrufbar.

Die Wiedergabe von Gebrauchsnamen, Handelsnamen oder Warenbezeichnungen in diesem Werk berechtigt auch ohne besondere Kennzeichnung nicht zu der Annahme, dass solche Namen im Sinne der Warenzeichen-Markenschutz-Gesetzgebung als frei zu betrachten wären und daher von jedermann benutzt werden dürfen.

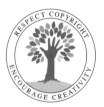

Dieses Werk, einschließlich aller seiner Teile, ist urheberrechtlich geschützt. Jede Verwertung außerhalb der engen Grenzen des Urheberrechtes ist ohne Zustimmung des Verlages unzulässig und strafbar. Das gilt insbesondere für Vervielfältigungen, Übersetzungen, Mikroverfilmungen sowie die Einspeicherung und Verarbeitung in elektronischen Systemen.

Anregungen und Zuschriften an:
Verlag Hans Huber
Lektorat Pflege
Länggass-Strasse 76
CH-3000 Bern 9
Tel: 0041 (0)31 300 45 00
Fax: 0041 (0)31 300 45 93
E-Mail: verlag@hanshuber.com
Internet: http://verlag.hanshuber.com

1. Auflage 2004
© 2004 by Verlag Hans Huber, Bern
ISBN 3-456-84063-2

Für Reini, Max und Teresa
in Liebe und Dankbarkeit.

Für Mama
in dankbarer Erinnerung.

«So mächtig ist das sanfte Gesetz,
dass es überall, wo immer es bekämpft
worden ist, doch endlich allzeit
siegreich geblieben ist.»

(Adalbert Stifter)

Inhalt

Geleitwort (Wulf Schiefenhövel) 9
Danksagung 13
Vorwort 15
Zusammenfassung 17
Einleitung 19

Theoretischer Teil 23
  1. Die natürlichen Bedürfnisse des Neugeborenen 25
     1.1 Bindung 26
     1.2 Körperkontakt 32
     1.3 Nahrungsaufnahme/Stillen 37
     1.4 Kommunikation 41
     1.5 Ruhe und Stimulation 46
  2. Frühgeborene – zu klein für Bedürfnisse? 47
     2.1 Definition 48
     2.2 Ursachen der Frühgeburt 49
     2.3 Bedeutung für das Kind 51
     2.4 Bedeutung für die Mutter 64
  3. Der «sanfte» Weg – Die Methode Marcovich 69
     3.1 Einleitung 70
     3.2 Indikation zur Verlegung in die Kinderklinik 71
     3.3 Primäre Reanimation und Beatmung 74
     3.4 Ernährung und Stillen 76
     3.5 Ruhe und Stimulation 79
     3.6 Eltern-Kind-Kontakt 83
     3.7 Entlassung 87
  4. Aktueller Stand der sanften Frühgeborenenpflege 89
  5. Frühgeborene – 10 Jahre später 91

Empirischer Teil 101

- 6. Stichprobe 103
  - 6.1 Allgemeine Daten 103
  - 6.2 Daten zur Familiensituation 105
  - 6.3 Medizinische Daten 106
- 7. Rekrutierung 111
- 8. Design 113
- 9. Methode 115
  - 9.1 Durchführung 115
  - 9.2 Emotionale und Verhaltensprobleme 117
  - 9.3 Bindung 119
- 10. Ergebnisse 125
  - 10.1 Bindung 125
  - 10.2 Emotionale und Verhaltensprobleme 129

Diskussion und Ausblick 133

- 11. Beatmung als Determinante der Kliniksituation 135
- 12. Frühgeborenenpflege und kindliche Bindung 137
- 13. Frühgeborenenpflege und «soziale Kompetenz» 143
- 14. Frühgeborenenpflege und emotionale Kohärenz 149
- 15. Frühgeburt und ängstlich-depressive Störungen 153
- 16. Schlussbemerkung 155

Literaturverzeichnis 159

Geleitwort

Paradigmenwechsel werden den Disziplinen oft von außen aufgezwungen. Die revolutionären Entwicklungen in der Neonatologie, die Marina Marcovich im Mautner-Markhof-Hospital der Stadt Wien angestoßen hat, kamen von innen. Frau Dr. Marcovich hat immer wieder betont, dass sie eben keine randomisierte prospektive Doppelblindstudie durchgeführt hat, sondern Schritt für Schritt und auf der Basis wacher Beobachtung zu der Einsicht gelangte, dass selbst die kleinsten Frühgeborenen das ihnen in den Lehrbüchern zugeschriebene Maß an Vitalität weit überstiegen. Aus evolutionsbiologischer Sicht ist besonders interessant, dass die von A. Portmann erstmals definierte «physiologische Frühgeburtlichkeit» des Menschen entgegen den bisherigen Überzeugungen viel elementarer ist, es nämlich z.B. in der 25. Schwangerschaftswoche geborenen Frühchen mit extrem niedrigen Geburtsgewichten ermöglicht, selbständig zu atmen, an der Brust zu trinken und mithilfe der Känguruh-Methode ihre Thermoregulation zu bewältigen.

Noch wichtiger als für die Anthropologie ist der von Marina Marcovich beschrittene Weg der nicht-invasiven neonatologischen Pflege für die Praxis. Während die Entdeckerin der bislang ungeahnten Lebenskräfte der Frühgeborenen nach wie vor Opfer eines modernen Hexenprozesses ist und ihr trotz der Niederschlagung des Gerichtsverfahrens die Wahrnehmung ihrer alten Funktion verweigert wird, setzt sich ihre Weise des sanften Umgangs mit Frühchen in anderen Zentren durch. Darin zeigt sich erfreulicherweise, dass die moderne Medizin kluge, sinnvolle Neuerungen aufzunehmen in der Lage ist und, zumindest in diesem Fall, dem ungebremst erscheinenden Trend zu immer mehr Einsatz von medizinischer Technik das Wunder der organischen Funktionalität entgegensetzen kann, die man nur erst sehen und der man dann einen geschützten Platz einräumen muss.

Die von Frau Kollegin Dr. Marcovich vorgelegten Daten, insbesondere zur Mortalität von Frühchen unter den beiden konträren Therapieregimen belegen, dass ihre «Methode», die die winzigen, hutzeligen Menschlein in einer

Atmosphäre emotionaler Wärme belassen und den Eltern sehr bald einen großen Teil der Pflege ihres Kindes übertragen kann, auch in puncto Sterblichkeit (in der modernen Medizin verständlicherweise eine zentrale Richtschnur) der klassischen, massiv intervenierenden Intensivneonatologie überlegen ist.

Welche Folgen mochte dieser neue, in der Tat revolutionäre Zugang zur Frühgeborenenbetreuung auf die psychische Befindlichkeit der Neugeborenen und ihrer Mütter und Väter haben? Aus entwicklungspsychologischer und kulturenvergleichend- humanethologischer Sicht ließ sich vermuten, dass es der Dyade Kind-Mutter und in der weiteren Folge dem Kind generell auf der Basis der Marcovich'schen Neonatologie besser gehen würde; diese Vermutung müsste sich anhand von Morbiditätszahlen und Verhaltensdokumenten bestätigen lassen. Die Stadt Wien hat unseren vor etlichen Jahren gestarteten Versuch, die Krankenakten der von Marina Marcovich und ihrem Team behandelten Kinder für eine quantitative katamnestische Studie zu erhalten, abgelehnt. Daher ist es bisher nicht zu der erforderlichen Nachuntersuchung im großen Rahmen (vorgesehen war die Beteiligung international anerkannter Fachleute) gekommen. Umso erfreulicher ist, dass es Beate Huter gelungen ist, eine wenn auch kleine Gruppe dieser Kinder (n = 14) nachzuuntersuchen und mit einer Gruppe (n = 12) zu vergleichen, die unter Bedingungen der Intensivneonatologie behandelt wurde. Sie hat dabei unter anderem das auf der Attachment-Theorie fußende «Parent-Child-Reunion-Inventory» sowie, als eine der ersten in Kontinentaleuropa, ein in London entwickeltes Verfahren (Middle Childhood Attachment Interview) eingesetzt und sowohl im Hinblick auf die statistische Aufarbeitung der Daten sowie wegen der engagierten Herangehensweise und der klugen, facettenreichen Bewertung der Ergebnisse ihrer Studie eine bemerkenswerte Analyse vorgelegt.

Wie zu erwarten hatten die «Marcovich-Kinder» wesentlich kürzere Klinikaufenthalte, waren deutlich seltener maschinell beatmet worden und hatten viel früher richtigen Körperkontakt zu ihren Eltern. Überraschenderweise wurden sie im Schnitt weniger oft gestillt, diejenigen, die an der Brust tranken, taten das jedoch früher als in der Kontrollgruppe. Die psychosozialen Fähigkeiten der «Marcovich-Kinder» waren im Schnitt besser entwickelt als die der anders behandelten Frühchen – ein sehr wichtiger Befund. Die Bindungsqualität war in beiden Gruppen vergleichbar – ein Zeichen dafür, dass die frühe Säuglingsphase durch ein erfreuliches Maß an Flexibilität und Kompensiermöglichkeit gekennzeichnet ist.

Die von Beate Huter mit ebenso viel Akribie wie Einfühlung in das komplexe Thema verfasste Arbeit ist ein ganz wichtiger Schritt in dem Bemühen, die Gesetzmäßigkeiten der frühesten Kindheitsphase, insbesondere unter den Bedingungen der ja leider stark zunehmenden Frühgeburtlichkeit zu erkennen und Wege für die optimale Betreuung zu finden, falls die evolutionär ausgetesteten Weisen der liebevollen Zuwendung nicht ausreichen sollten. Ich wünsche dem Buch eine für so elementare Fragen der evolutionären Medizin, der Entwicklungpsychologie, der Frühgeborenenbetreuung und der Menschenwürde der Kleinsten offene Leserschaft.

Andechs, 14. Februar 2004

Wulf Schiefenhövel
Humanethologie, MPG, Andechs

Danksagung

Ich möchte mich an dieser Stelle bei all jenen bedanken, ohne deren Hilfe die erfolgreiche Fertigstellung dieser Arbeit nicht möglich gewesen wäre:

- *Prof. Dr. Josef Christian Aigner* für die Erwähnung der «kutanen Phase», die die Idee zu dieser Arbeit ausgelöst hat
- *Ms. Karin Ensink* für die Schärfung meiner psychologischen Potentiale und ihre fachmännische Beratung in Fragen der professionellen Forschung
- *Prof. Wulf Schiefenhövel* für die Betreuung dieser Arbeit und die Ermöglichung meiner «Initiation zur Wissenschaftlerin» durch die Einladung zu diversen Symposien und Kongressen sowie die Ermöglichung der ersten Publikation.
- *Dr. Margret Schleidt* für das Korrekturlesen dieser Arbeit sowie ihr hilfreiches und detailliertes Feedback und ihren fachlichen Rat
- dem *Bremer Forschungsteam* für die Einladung zum MCAI-Coding-Workshop
- der *Robert Bosch Stiftung* für die finanzielle Förderung dieser Arbeit
- allen *Familien*, allen voran den *26 Kindern*, die sich bereit erklärt haben, an dieser Studie teilzunehmen und einen nicht unmaßgeblichen Teil ihrer wertvollen Freizeit dafür geopfert haben
- meiner Familie und meinen Freunden für die inhaltliche Diskussion und das Babysitten in Zeiten größten Zeitdrucks.

Meinem *Sohn Maximilian* dafür, dass er die ganze Schwangerschaft hindurch sowie sein ganzes erstes Lebensjahr mit dieser Arbeit geteilt hat, dass er mit mir nach Bremen und zweimal nach Wien gereist ist und nicht gestillt werden wollte, während ich Interviews führen musste – und dafür, dass er das Ganze voraussichtlich ohne größere Schäden überstanden hat.

Und allen voran danke ich *meinem Ehemann Reini* für alles, was er für mich und die erfolgreiche Vollendung meines Studiums und dieser Arbeit getan hat, und für seine Güte und Geduld mit einer in ihrem Stressverarbeitungsverhalten nicht immer ganz einfachen Partnerin.

Vorwort

Werde ich gefragt, wie ich zu dieser Arbeit kam, so fällt es mir selbst nicht leicht, die Frage zu beantworten. Es war die Kumulation von Einflüssen aus den verschiedensten Richtungen, die mich zu dieser Idee und zur Durchführung dieser Arbeit bewegt haben.

Als gelernte Kinderkrankenschwester habe ich während meiner Ausbildung die Arbeit mit Früh- und Neugeborenen besonders lieben gelernt und die unguten Aspekte des Umgangs mit ihnen zunehmend abgelehnt. Daran nicht unmaßgeblich beteiligt ist Frau Dr. Marcovich, deren Vortrag ich am Ende meiner Ausbildung gehört habe und die mich in meinem Gefühl bestätigt hat, dass die Art und Weise, wie mit den Frühgeborenen und ihren Eltern allgemein umgegangen wird, nicht richtig und vor allem nicht verantwortbar ist. Ich versuchte danach, ihre Methoden im Kleinen für mich umzusetzen, was jedoch beim älteren Pflegepersonal Anstoß fand. Als ich die Ansätze von Frau Dr. Marcovich zur Diskussion stellte, bekam ich von der Station, die als sehr rigide und autoritär galt, auf der ich aber bis dato einen sehr guten Ruf genoss und von der ich bereits ein Übernahmeangebot offeriert bekommen hatte, letztlich eine negative Beurteilung mit Inhalten wie «diskutiert unnötig», «setzt sich über Anordnungen hinweg» und «stellt Standardvorgehensweise in Frage». Nun, damit hatten sie ja auch recht.

Die Idee für die Arbeit kam mir, als ich in einer Vorlesung von Herrn Prof. Aigner an der Universität Innsbruck von der «kutanen Phase» und ihrer Bedeutung für die psychische Entwicklung des Kindes hörte. Ich dachte mir dabei, dass die Frühgeborenen dieses Bedürfnis sicherlich nicht befriedigen können und es demnach interessant wäre, zu untersuchen, ob sie damit auch in ihrer psychischen Entwicklung beeinträchtigt werden. Die Idee konkretisierte sich bei einem Praktikumsaufenthalt am Anna-Freud-Centre in London, wo ich zum einen konkrete Meßmethoden wie das Bindungsinterview BI-MK und die Child Behaviour Checklist (CBCL) kennen lernte, und zudem kompetente Psychoanalytiker wie Ms. Karin Ensink, die mit mir auf einer langen

Busfahrt in London die Möglichkeiten der Umsetzung meiner Idee konkretisierte und nebenbei eine tiefe Begeisterung für meinen Beruf in mir zu wecken vermochte. Letztendlich ergab sich die Zusammenarbeit mit Prof. Dr. Schiefenhövel dadurch, dass er in einer Vorlesung die Unnatürlichkeit der gegenwärtigen sowie die Notwendigkeit des sanften Umgangs mit Frühgeborenen als auch die Arbeit von Marcovich erwähnte. Man mag mir unterstellen, dass ich diese Arbeit nur aus der narzisstischen Kränkung heraus in Angriff nahm, um der Lachnerklinik zu beweisen, dass ich recht hatte. Es ist dies wirklich ein motivierender Faktor, aber nicht der Grund für diese Arbeit. Desto länger die Ausbildung hinter mir lag und mein Psychologiestudium andauerte, desto mehr habe ich mich innerlich von dieser Art des Umgangs mit den «Frühchen» und ihren Eltern distanziert. Als dann mein Neffe per Hausgeburt auf die Welt kam, 18 Monate lang gestillt wurde, in einer Wiege mit rosa-blauem, «gebärmutterfarbenem» Vorhang lag und nicht geimpft wurde, und sich als kerngesund, ruhig und ausgeglichen herausstellte, habe ich stark mit meiner schulmedizinischen Herkunft gehadert und manche neue Ansicht akzeptieren gelernt.

Mittlerweile bin ich selbst Mutter eines dreijährigen Sohnes und einer 6 Monate alten Tochter, die ich ambulant entbunden und mehrere Monate gestillt habe, und deren seelische Unversehrtheit mir ein großes Anliegen ist; und erleide größte innerliche Konflikte, wenn es darum geht, sie in intensivere schulmedizinische Obhut zu geben.

Ich habe mich nicht gänzlich von der Schulmedizin verabschiedet. Ich halte sie immer noch für nötig und in vielerlei Hinsicht für bemerkenswert erfolgreich. Dennoch bin ich der Ansicht, dass sie zu sehr in ihren medizin-technischen Erfolgen badet und dabei den Menschen hinter der Krankheit immer mehr zu vergessen droht. Der Einfluss der Psyche auf die Krankheit sowie der Einfluss der Behandlung auf die Psyche wird leider extrem unterschätzt, ebenso wie der Wert interdisziplinärer Zusammenarbeit. Wir arbeiten leider noch zu sehr im Kastensystem, jede Berufsgruppe hält sich und ihre Arbeit für die einzig wesentliche, und versucht vor den anderen Berufsgruppen möglichst gut zu brillieren. Das ist sehr schade, denn wie immer ergibt erst die Verschränkung mehrerer Erkenntnisbereiche ein wirklich aussagekräftiges Urteil und erfolgversprechendes Handeln.

Das Ganze ist mehr als die Summe seiner Teile. Nicht neu, aber wahr!

Ich hoffe, mit dieser Arbeit dazu beizutragen, die Verschränkung von Schulmedizin und «sanfter Medizin», d.h. der Berücksichtigung sämtlicher natürlicher Bedürfnisse von Mutter und Kind voranzutreiben und den beiden Ansätzen damit die Scheu voreinander zu nehmen.

Zusammenfassung

Zentral geht es um die Frage, inwiefern eine bewusst sanfte Behandlungsmethode für Frühgeborene das Verhältnis zwischen Eltern und frühgeborenem Kind derart begünstigt, dass sich die Kinder im Schulalter in bezug auf ihre Bindungsqualität sowie auf die Prävalenz von *emotionalen und Verhaltensproblemen* deutlich von klassisch behandelten Kindern unterscheiden.

Dazu wurden 26 ehemalige Frühgeborene im Alter von heute 6 bis 13 Jahren auf ihre Bindungsqualität und emotionalen und Verhaltensprobleme untersucht. 14 der Kinder waren im Mautner-Markhof-Spital in Wien von Frau Dr. Marcovich behandelt worden (Gruppe Marcovich), die anderen in verschiedenen anderen Kliniken Österreichs (Gruppe Standard). Die Bindungsqualität wurde mit dem *Parent-Child-Reunion-Inventory* (PCRI) sowie dem psychoanalytisch orientierten, halb-standardisierten *Bindungsinterview für die mittlere Kindheit* (BI-MK) ermittelt. Die emotionalen und Verhaltensprobleme wurden gemessen anhand des *Elternfragebogens über das Verhalten von Kindern und Jugendlichen* (Deutsche *Child Behavior Checklist*, CBCL).

Die Marcovich-Kinder zeichneten sich durch wesentlich kürzere Klinikaufenthalte, deutlich seltenere maschinelle Beatmung sowie früheren Körperkontakt zu den Eltern aus, waren jedoch seltener gestillt; wenn sie jedoch gestillt waren, erfolgte dies schon zu einem wesentlich früheren Zeitpunkt als bei der klassischen Gruppe. Die Marcovich-Kinder erwiesen sich als sozial kompetenter, emotional offener und zeigten im Interview mehr Kohärenz, weniger Abweisung der Bindung und weniger inneren, erlebten Ärger. Die beiden Gruppen unterschieden sich nicht signifikant in bezug auf ihre Gesamt-Bindungsqualität (wenngleich die Marcovich-Kinder signifikant höhere Werte auf der Unterskala «sicher gebunden» erzielten) sowie ihre emotionale und Verhaltensprobleme, dennoch neigten tendenziell mehr Marcovich-Kinder zu Aufmerksamkeitsproblemen, mehr Standard-Kinder zu sozialem Rückzug und schizoid-zwanghaften Symptomen. Bei beiden Gruppen zeigte sich eine Häufung ängstlich-depressiver Störungen.

Die Unterschiede in den Faktoren der Kliniksituation werden maßgeblich dem flexiblen Umgang mit der Beatmung zugeschrieben, was zu Bedenken darüber Anlass gibt, welche weiten Bereiche von dieser einen Therapiemethode mitbeeinflusst werden und wie sorgfältig demnach Kosten und Nutzen dieser Entscheidung abgewogen werden sollten. Die Tatsache, dass die Kinder sich nicht in bezug auf die Bindungsqualität unterscheiden, deckt sich mit der Literatur über Studien bezüglich der Unterschiede zwischen Früh- und Reifgeborenen und legt nahe, dass das lebenssichernde Bindungssystem erfreulicherweise nicht irreversibel durch solche Ereignisse erschüttert wird bzw. die Zeit nach der Entlassung eventuelle Traumata wieder gutzumachen vermag. Es scheint jedoch, als würden Einzelbereiche des Bindungssystems, hier vor allem die Kommunikation und Interaktion, von der sanften Frühgeborenenpflege begünstigt, was letztlich zu größerer emotionaler Offenheit und sozialer Kompetenz sowie geringerem inneren Ärger führt. Die Tatsache, dass in beiden Gruppen vermehrt ängstlich-depressive Störungen nachgewiesen wurden, wird insgesamt als besorgniserregend betrachtet.

Einleitung

Die Humanethologie versucht, die biologischen Grundlagen menschlichen Wahrnehmens, Fühlens, Denkens und Verhaltens zu ergründen. Säule ihrer grundsätzlichen Fragestellung ist die Conditio Humana, die Frage nach dem Menschen, nach uns selbst: Was bedeutet es, Mensch zu sein? Wer und was sind wir? Warum sind wir anders als die Tiere, bzw. ihnen gleich? Und: Warum sind wir so und nicht anders geworden?

Die vorliegende Arbeit widmet sich dem Vergleich verschiedener Arten des Umgangs mit Frühgeborenen. Es soll versucht werden, mit Hilfe der Erkenntnisse der Humanethologie der Frage nachzugehen, was die angeborenen Erwartungen der Früh- und Neugeborenen sind: Wie muss man sich ihre Situation vorstellen und wie sehr unterscheidet sich die Situation, die sie erleben, von der, die sie gemäß humanethologischer Kenntnis erwarten und brauchen würden, um sich optimal entwickeln und entfalten zu können? Die angeborenen Vorgaben der Früh- und Neugeborenen zu kennen, sollten uns wichtige Aufschlüsse darüber geben, auf welche Weise man ihre Situation konkret verändern könnte und müsste, um sie so weit wie möglich derjenigen anzupassen, die von Natur aus für ihre optimale Entwicklung vorgesehen wäre. Speziell ergründet werden müssen die Fragen, was das Früh- und Neugeborene tatsächlich an Bedürfnissen und Erwartungen mitbringt, und wie im natürlichen Verlauf die Beantwortung dieser mitgebrachten «Erwartungen» gestaltet würde.

Die dadurch gewonnenen Erkenntnisse sollen verglichen werden mit jenem Zustand, den die Frühgeborenen in verschiedenen Kliniken Österreichs vorfinden. Dabei soll zum einen der in den meisten Kliniken anzufindende Status der Frühgeborenenpflege beschrieben werden. Zum Vergleich wird die Behandlungsmethode von Dr. Marina Marcovich aus Wien herangezogen, denn sie hat den Versuch unternommen, die Behandlung dieser kleinsten und zerbrechlichen Menschenkinder wieder dem Zustand näher zu bringen, der den natürlichen Bedingungen am nächsten kommt – sanft, ohne große Apparaturen, ohne totale Verkabelung, sondern «mit viel Liebe und sehr viel Zuwendung, denn Frühgeborene sind nicht solche ‹Defektwesen›, wie wir immer geglaubt haben – sie können viel mehr als man ihnen zutraut!» (Marcovich, zitiert aus *die presse*, 2000)

Es gibt zahlreiche Untersuchungen über die Langzeitfolgen der Frühgeburt, fast immer jedoch werden nur die physischen Folgen beschrieben. Kaum Studien gibt es jedoch dazu, was die Frühgeburt für Mutter und Kind emotional bedeutet und welche Folgen die besondere Situation auf der Intensivstation für die Bindung und die emotionale Entwicklung des Kindes hat. Die vorliegende Arbeit soll diese Lücke ansatzweise füllen.

Erkenntnisse bezüglich von Fragestellungen der phylogenetischen Vorgaben, also der angeborenen Erwartungen, kann man nur anhand der Grundfragen der Humanethologie gewinnen. Im Zentrum stehen hierbei die Fragen nach den stammesgeschichtlichen Zusammenhängen und dem Anpassungswert. Seit Darwin (z. B. 1859) geht man davon aus, dass alle Lebewesen auf einen gemeinsamen Ursprung zurückgehen, dass die heutigen Arten von einfacher gebauten Organismen abstammen, dass alle Lebewesen sich ständig, langsam und kontinuierlich verändern und dass der Motor der Evolution die natürliche Auslese oder Selektion ist, d. h. nur diejenigen Lebewesen überleben und Nachkommen zeugen können, die am besten angepasst an ihre Umwelt *(survival of the fittest)*[1] sind. Es stellt sich somit im Zusammenhang mit den angeborenen Verhaltensweisen und Bedürfnissen die Frage, inwiefern sich diese Erwartungen und Verhaltensweisen in der Vergangenheit bewährt haben und welchen Nutzen sie erfüllen, bzw. welchen «Anpassungswert» sie für das (Überleben des) Individuums haben. Hätten solche Anpassungsvorgänge nicht im Verlauf der Phylogenese stattgefunden, wären die Überlebenschancen des Menschen ungünstig gewesen (Schleidt, 1997). Die Frage nach den *ontogenetischen Zusammenhängen* behandelt den Einfluss der Umwelt und solchen Vorgängen wie Lernen, Reifung und Prägung auf die individuelle Entwicklung des Einzelnen. Der Mensch ist von Natur aus an die Anforderungen seines Lebens während der Ontogenese angepasst (Schleidt, 1997). Letztlich bleiben noch die *Verursachungen* zu klären, d. h. die Frage nach den funktionellen Ursache-Wirkungs-Beziehungen einzelner Funktionsabläufe.

---

[1] Von engl. «to fit»: *passen*; «fittest» bedeutet demnach *am besten passend, am besten angepasst*. «Survival of the fittest» beschreibt daher das wahrscheinlichere Überleben der *am besten angepassten* Lebewesen.

Nur die Verschränkung aller Fragen gewährt eine realitätsnahe und konsistente Vorstellung der zu behandelnden Lebensphänomene (Medicus, 1995).

Eine Verhaltensweise/Erwartung gilt dann als sehr wahrscheinlich phylogenetisch verankert, wenn sie

- in verwandten Arten zu finden ist
- innerhalb der Art sehr verbreitet ist
- in verschiedenen Kulturen anzutreffen ist
- sehr früh in der Ontogenese auftritt.

Ist eine Verhaltensweise phylogenetisch verankert, lässt dies den Schluss zu, dass sie einen hohen Anpassungswert und sich als zweckvoll für das Überleben und die Entwicklung des Individuums erwiesen hat.

Der Klärung dieser Frage dienlich in bezug auf die Früh- und Neugeborenen erweisen sich in erster Linie die Erkenntnisse aus dem Tier-, Mensch- und Kulturenvergleich.

Theoretischer Teil

1. Die natürlichen Bedürfnisse des Neugeborenen

Jeder Instinkt muss, meiner Theorie nach, allmählich durch leichte Veränderungen aus einem früheren Instinkt entstanden sein, indem jene Veränderung sich als nützlich für die jeweilige Art erwies. (Charles Darwin)

Darwin hat recht gesehen. (Konrad Lorenz)

Vom Zeitpunkt der Geburt an befinden sich Mutter[2] und Kind in einer Art symbiotischer Verbindung, die für beide von adaptiver Funktion zu sein scheint. Dem Kind bietet die enge Beziehung zur Mutter in erster Linie Schutz, Nahrung, körperliche und seelische Wärme und sensomotorische Stimulation (Schiefenhövel, 1984). Der Mutter erleichtert der enge Kontakt das «*early bonding*» (Klaus/Kennel, 1983), d. h. das Entwickeln eines Zusammengehörigkeitsgefühls, einer speziellen Zuneigung und Bindung an *ihr* Kind. Alles weist darauf hin, dass der menschliche Säugling eine angeborene Neigung hat, die Nähe einer vertrauten Person zu suchen, vor allem dann, wenn er müde, verängstigt oder traurig ist (Bowlby, 1979). Aus der interaktiven Erfahrung, die der Säugling im Laufe des ersten Lebensjahres mit seinen Bezugspersonen macht, resultiert letztlich ein Gefühl der Gebundenheit, das unterschiedliche Qualitäten aufweisen kann. Zahlreiche angeborene Interaktionsmechanismen und Fähigkeiten machen das Zustandekommen dieser innigen Beziehung möglich, indem sie auf wunderbare Weise die Feinabstimmung zwischen Mutter und Kind fördern.

---

2 Im Folgenden wird der Einfachheit halber zumeist von Mutter und Kind gesprochen – gemeint ist die hauptsächliche Bezugsperson des Kindes, die durchaus auch der Vater, die Großmutter o. ä. sein kann, wenngleich die Mutter durch die bereits gemeinsam verbrachte Schwangerschaft doch eine Sonderstellung einnimmt und zumeist ja auch tatsächlich die Hauptbezugsperson ist.

1.1 Bindung

Ohne Zweifel können wir heute davon ausgehen, dass ein Kind spätestens mit 12 Monaten einen starken Bezug zu seiner hauptsächlichen Pflegeperson entwickelt hat. Zahlreiche Forscher aus der Evolutionsbiologie, Entwicklungspsychologie und Psychoanalyse versuchen bis heute, das Entstehen und die Funktion dieses engen emotionalen Bandes zu erklären, das hier zwischen Kind und Pflegeperson entsteht – der *Bindung*.

Der erste Ansatz zur Erklärung dieses Bandes basierte auf der Annahme, das Kind würde sich sekundär an die Mutter binden, nachdem es gelernt hat, dass diese das Objekt der Befriedigung seiner physiologischen Bedürfnisse, wie etwa seiner Ernährung oder seiner Sicherheit, ist (Freud, 1940; Dollard/Miller, 1950). Zudem ging man davon aus, dass das Saugen an der Mutterbrust als Befriedigung oraler Bedürfnisse und die daraus folgende lustvollliebevolle Anziehungskraft der Mutter auf das Kind für die enge Bindung verantwortlich sei.

Bowlby (1969) distanzierte sich jedoch von früheren theoretischen Erklärungsansätzen, als er der innigen Mutter-Kind-Bindung nur eine einzige Hauptfunktion zuordnete – nämlich die allen Spezies gemeinsame Aufgabe, das Überleben der Nachkommen zu sichern. Angeregt von Lorenz' (1935) Erkenntnissen zur Prägung stellte Bowlby einen neuen Erklärungsansatz vor, der den Prozess der Bindungsformation aus ethologischer Sicht darzustellen versuchte. Er ging davon aus, dass alle brutpflegenden Spezies mit einem angeborenen Repertoire an Signalen und Verhaltenssystemen ausgerüstet sind (wie Saugen, Weinen, Klammern bei Primaten), die spontan durch verschiedene externe Stimuli ausgelöst werden können und deren Funktion darin besteht, die Nähe der Betreuungsperson zu suchen und zu sichern (Bowlby, 1969).

Aufgabe dieses Verhaltensrepertoires ist es, die Aufmerksamkeit der Bezugsperson zu erregen und ein bestimmtes mütterliches Pflegeverhalten bei ihr auszulösen. Das Kindchenschema wirkt hier zusätzlich und löst im Menschen emotionale Korrelate aus, die ihn zu Betreuungshandlungen motivieren (Christner, 1999). Sowohl die Mutter als auch das Kind sind aktive Teilnehmer an diesem dynamischen System, in welchem das Verhalten des einen das des anderen beeinflusst und auslöst. Die Bezugsperson wird dadurch nach und nach immer feiner auf die speziellen Bedürfnisse ihres Kindes eingestellt *(getuned)*. Gleichzeitig lernt das Kind, dass diese eine bestimmte Person seine

Signale und sein Verhalten besser versteht und sicherer beantwortet als alle anderen. Hieraus entwickelt sich nach Bowlby das enge emotionale Band zwischen Mutter und Kind.

Nach Bowlby (1969) ist der Grund für diese Bindung der «Schutz vor Fressfeinden». Mittlerweile geht man jedoch davon aus, dass diese Fressfeinde heutzutage durch andere Gefahren ersetzt sind – nichtsdestotrotz erfüllt die Nähe der Mutter den gleichen Effekt; sie sichert das Überleben und die optimale Entwicklung des Kindes (Schiefenhövel, 1984). Die individuelle Hinwendung an die Mutter als Bezugsperson verleiht dem Kind Angstfreiheit und Sicherheit, um so von sich aus soziale Kontakte zur Außenwelt aufzubauen. Diese frühe Bindung des Kindes an die Mutter ist die Grundlage seines unbedingten Vertrauens zu ihr, das als «Urvertrauen» bezeichnet wird (Schleidt, 1997). Sein Entstehen ist ein entscheidender Schritt zur späteren gesunden Entwicklung der gesamten Persönlichkeit des Kindes.

Bindungs*verhalten* ist nach Bowlby

> any form of behaviour that results in a person attaining and maintaining proximity to some other clearly identified individual who is conceived as better able to cope with the world. It is most obvious whenever the person is frightened, fatigued or sick and is assuaged by comforting and care giving. (1982, S. 668)

Bindungsverhalten zeigt sich bevorzugt in Situationen, in denen das Kind die sicherheitsgewährende Mutter nötig hat – sei es aus Müdigkeit, Unsicherheit, Angst oder einfach Hunger. Besonders deutlich wird dies um den 6. Lebensmonat, wenn fremde Menschen in dem Kind eine besondere Angst hervorrufen. Zu diesem Zeitpunkt hat das Kind bereits gelernt, wer seine Hauptbezugspersonen sind und unterscheidet gezielt zwischen «fremd» und «vertraut» – das «Fremdeln» ist demnach ein positiver Hinweis darauf, dass sich zwischen dem Kind und seinen Hauptbezugspersonen eine spezifische emotionale Bindung entwickelt hat. Ein ebenso deutliches Zeichen der Bindung an eine Bezugsperson ist das offensichtliche Weinen und Klagen des Kindes, wenn es von ihr getrennt wird, der sogenannte *separation distress*, welcher allgemein als «marker of an attachment» (Zeifman/Hazan, 1997; Dornes, 1998) angesehen wird. Dass dieses Wehklagen bei der Trennung von der Mutter ein angeborener Auslösemechanismus ist, zeigt der Artenvergleich. Nehmen Jungtiere, die bei Abwesenheit der Mutter um ihr Leben fürchten müssen, die Nähe der Eltern nicht wahr, so reagieren sie auf ihr Verlassensein mit spezifischen akustischen

Lauten: Gänseküken pfeifen schrill, Fohlen wiehern hoch und Affenbabys wimmern in typischer Weise bis die Aufmerksamkeit der Mutter erregt und die Sicherheit wiederhergestellt ist (Schleidt, 2002). Im Falle von Angst oder Schmerz suchen sie den engen Körperkontakt mit dem Muttertier. Diese gegenseitige Anpassung ist sinnvoll, um das Überleben des Jungtieres zu sichern.

Je sicherer die Natur dieser Bindung ist, desto eher wird sich das Kind mit zunehmendem Alter von der Mutter entfernen, um seine Umwelt zu explorieren und in soziale Interaktion mit anderen Individuen zu treten. (Zeifman/Hazan, 1997). Es wird jedoch zu seiner Mutter zurückkehren, sobald es Angst hat, unsicher wird oder nur, um körperliche Nähe zu «tanken» *(emotional refuelness)*. Die Mutter dient hier als «secure base» oder «safe haven» (Ainsworth, 1982). Konner (1977) fand bei einer kulturvergleichenden Untersuchung der San der Kalahari, dass gerade die enge Beziehung zur Mutter dazu führt, dass die Kinder sich später leichter von ihr lösen und früher selbstständig werden.

> Kinder, die zu Beginn ihres Lebens ausgiebig betreut werden, werden schneller unabhängig von der elterlichen Fürsorge und werden weniger leicht zu Problemkindern. (Hassenstein, 1973, S. 363)

Mangelnde Fürsorge im ersten Lebensjahr führt dagegen später meist zu einem vielfachen Mehr an Sorgen und Einsatz in den Kleinkindjahren und im Schulalter. Offensichtlich ist die anfängliche sichere Basis, die symbiotische Beziehung, die allgegenwärtige Sicherheit in der näheren Umgebung der Mutter, eine notwendige Mitgift, mit der gerüstet sich das Kind bedenkenlos in den nächstgrößeren Kreis seiner Bezugspersonen begeben kann – die Interaktion mit weiteren Sozialpartnern.

Tierexperimente an neugeborenen Makaken (Harlow/Harlow, 1958; 1965) haben gezeigt, dass diese Tiere eine Ersatzmutter aus Stoff gegenüber einer aus Draht bevorzugen, selbst wenn nur jene aus Draht Futter liefert. Im Falle von Angst wählten sie ebenfalls die Stoffmutter, um sich an sie zu klammern. Dies legt nahe, dass es um mehr geht als die simple Nahrungszufuhr – der Körperkontakt, das sicherheitsgewährende Kuscheln und ein sich «unter den Fittichen» verkriechen scheinen wichtiger zu sein als die reine Befriedigung physiologischer Primärbedürfnisse. Interessanterweise verringerte sich die Zufluchtsbereitschaft der Tiere selbst dann nicht, wenn von der Attrappe Strafreize ausgingen – es erhöhte sich sogar. Auch bei Menschenkindern ist immer wieder festzustellen, dass auch misshandelte Kinder eine außerordentlich starke Bindung zu ihrer Bezugsperson aufbauen (Schleidt, 1997). Trennte man die Affen von ihrer Bezugsperson, so entwickelten sie auf lange Sicht ein gestörtes Sozialverhalten (Harlow/Harlow, 1958; Hinde/Spencer-Booth, 1967) und waren nicht mehr zum Spielen fähig. Goodall (1986) beschreibt mehrere Fälle, in denen junge Affen nach dem Tod ihrer Mutter auch dann depressiv wurden oder gar starben, wenn sie von ihrer Mutter nicht mehr genährt worden waren.

Bowlby betont, dass es nicht primär die Quantität, sondern die Qualität an Feinfühligkeit und Bindung ist, welche das Kind in seinen ersten Lebensjahren erfährt, die seine emotionale und generelle Entwicklung zeitlebens beeinflussen. Matas et al. (1978) fanden heraus, dass Kinder, deren Eltern ihnen hinreichend gute und liebevolle Zuwendung sowie einfühlsame Aufmerksamkeit gewährten, mit erhöhter Wahrscheinlichkeit ein starkes Selbstbewusstsein entwickeln, kooperativ und hilfsbereit sind, ein größeres Vertrauen zu sich und anderen aufbauen als Kinder, die diese Erfahrungen missen müssen. Die Art der Bindung, die das Kind zu seinen Eltern bildet, beeinflusst in einem nicht zu unterschätzenden Ausmaß die Qualität seiner späteren Bindung an einen Partner (Eibl-Eibesfeldt, 1984; Zeifman/Hazan, 1997). Dies wird unter anderem damit erklärt, dass die zärtlichen Verhaltensweisen zwischen Partnern abgeleitete Mutter-Kind-Signale sind (Eibl-Eibesfeldt, 1984). Außerdem stellt die frühe Mutter-Kind-Bindung eine grundlegende Erfahrung dafür da, wie sich eine gefühlsmäßige Beziehung zu anderen Menschen gestaltet, wie verlässlich man als Partner ist, wie sehr man es als «lohnend» empfindet, sich in die Obhut des anderen fallen zu lassen, oder als «gefährlich», dem anderen diese innige Bindung zu offenbaren. Es ist verständlich, dass diese Erfahrung in die nächste ähnlich innige Beziehung, die Partnerschaft, mit hineinspielt.

Immer wieder wird betont, es käme nicht so sehr auf die Quantität, sondern auf die Qualität der Bindung zu den Hauptbezugspersonen an. Wie aber wird diese Bindungsqualität festgestellt? Ainsworth (1969) geht davon aus, dass man die Qualität der Bindung bei ein- und eineinhalbjährigen Kindern an ihrer Reaktion auf kurze Trennungen von der Mutter, und vor allem an der Art, wie sie die Mutter bei ihrer Rückkehr begrüßen, ablesen kann. In der von ihr entwickelten Standardprozedur – bei der Mutter und Kind zunächst zusammen in einem Raum spielen, dann die Mutter den Raum verlässt, dann eine fremde Person sich dem Kind nähert und anschließend die Mutter zurückkehrt – haben sich drei typische Verhaltensmuster herauskristallisiert.

Bei dem einen reagieren Kinder mit Kummer, wenn die Mutter den Raum verlässt, unterbrechen ihr Spiel und suchen aktiv nach ihr; von der fremden

Person lassen sie sich nur ungern trösten, aber doch gelegentlich ablenken. Wenn die Mutter zurückkehrt, freuen sie sich sichtbar, suchen Körperkontakt und gehen nach einer Weile zurück zu ihrem Spiel. Diese Kinder bezeichnet Ainsworth als «sicher» gebunden.

Eine andere Gruppe von Kindern ignoriert den Weggang der Mutter. Diese Kinder spielen weiter, als wäre nichts gewesen und reagieren auf die fremde Person oft freudiger als auf die Mutter. Auch die Rückkehr der Mutter ignorieren sie. Sie vermeiden den Blickkontakt und suchen die Nähe der Mutter nicht. Von diesen Kindern wird häufig angenommen, dass gerade sie die beste, die sicherste Bindung zu ihrer Mutter hätten, weil sie «so brav und ohne Theater» weiterspielen. Physiologische Messungen haben aber gezeigt, dass diese Kinder, obwohl äußerlich ruhig, innerlich unter enormem Stress stehen (Spangler/Grossmann, 1993; Spangler/Schieche, 1995). Beim Weggang der Mutter erhöht sich die Herzfrequenz, das Adrenalin steigt und der Organismus reagiert insgesamt mit Stresszeichen – äußerlich jedoch wirkt das Kind seelenruhig und teilnahmslos. Diese Kinder sind nach Ainsworth «unsicher-vermeidend» gebunden (im Folgenden «unsicher» genannt).

Die dritte Gruppe von Kindern, Ainsworth nennt sie «unsicher-ambivalent» (im Folgenden «ambivalent») gebunden, weint und zeigt Kummer beim Weggang der Mutter, lässt sie ungern gehen, klammert und lässt sich nur ungern von Fremden trösten. Die Rückkehr der Mutter beantworten sie einerseits mit erhöhtem Nähebedürfnis, gleichzeitig aber mit Verärgerung. Sie reagieren leicht aggressiv, wollen hin und gleichzeitig weg von der Mutter, weisen sie zurück und klammern zugleich; sie sind insgesamt unzufrieden und «quengelig».

In Ainsworths Studie waren 68 % der Kinder sicher gebunden, 20 % vermeidend und 12 % ambivalent. Internationale Vergleichsstudien in Japan, Deutschland und Israel haben gezeigt, dass die Verteilung in anderen Kulturen etwas variieren kann (Dornes, 1998). Für Ainsworth ist die Feinfühligkeit der Mutter im ersten Lebensjahr die Hauptdeterminante des kindlichen Bindungstyps. Doch auch das Temperament des Kindes wird als Einflussfaktor genannt (Cassidy/Berlin, 1994; Spangler, 1995).

Während man früher annahm, dass das Kind an der Entstehung der Bindung im wesentlichen unbeteiligt ist, so gilt dies heute als widerlegt – das Bindungssystem wird als ein dynamisches verstanden (Dornes, 1998).

Die Feinfühligkeit der Mutter kann natürlich während des ersten Lebensjahres variieren – häufig wird dies der Feinfühligkeitshypothese kritisch entgegengehalten. Isabella (1993) stellte fest, dass Kinder, deren Mütter sie anfangs stark zurückwiesen, im Laufe des Jahres dann jedoch weniger, eher ambivalent gebunden waren. Kinder, die anfangs weniger und später mehr zurückgewiesen wurden, waren eher vermeidend gebunden. Mütter sicher gebundener Kinder waren das ganze Jahr über am wenigsten zurückweisend bzw. am feinfühligsten.

Dornes (1998) weist darauf hin, dass «Zurückweisung» ein relativer Begriff sei und nicht beinhalte, dass diese Eltern ihr Kind grob vernachlässigt oder traumatisiert hätten, sondern lediglich, dass sie für die Bindungsbedürfnisse ihres Kindes weniger ansprechbar waren als Eltern sicher gebundener Kinder. Entsprechend sind diese Kinder keine «psychopathologischen Fälle», sondern stellen «einen Teilbereich aus dem breiten Spektrum der Normalität» (Dornes, 1998, S. 309) dar. Sie hätten lediglich ein größeres Risiko, psychische Probleme zu entwickeln.

Der Einfluss väterlicher Feinfühligkeit auf die Bindungsqualität ist nachweisbar, jedoch weniger ausgeprägt (van Ijzendoorn/de Wolff, 1997). Die Bindung zwischen Vater und Kind ist etwas typisch menschliches und ist bei nichtmenschlichen Primaten kaum nachweisbar. Im Kulturenvergleich hingegen zeigt sich, dass Väter verschiedenster Ethnien zu ihren Säuglingen liebevolle Beziehungen haben. Die Väter sind prinzipiell mit denselben Verhaltensmöglichkeiten ausgerüstet, dennoch unterscheidet sich ihr Kontakt zum Kind von jenem der Mutter in der Art der Interaktion (Parke/Tinsley, 1987). Väter machen mehr Bewegungsspiele und stimulieren die Kinder stärker als Mütter; außerdem gestatten sie ihnen mehr Freiraum und trauen ihnen mehr zu als die eher ängstlich besorgten Mütter (Brazelton, 1979; Keller/Chasiotis, 1991).

Die Bindungsqualität bleibt normalerweise mindestens bis in die Pubertät konstant (vorausgesetzt, es treten keine schwer traumatisierenden Lebensereignisse ein) (Dornes, 1998). Im Alter von 10 Jahren zeigt sich, dass ambivalente Kinder wenig Freunde und deutliche Probleme mit Gleichaltrigen haben. Sie berichten üblicherweise von mehr Freunden als sie tatsächlich haben. Unsicher gebundene Kinder haben Probleme, negative Gefühle wie Angst oder Traurigkeit zu äußern. Bindungssichere Kinder sind zwar auch nicht mit allem zufrieden, was ihre Eltern mit ihnen tun, aber sie vertrauen im allgemeinen darauf, dass wenigstens ein Elternteil ihnen helfen wird, wenn sie Probleme haben, weshalb sie sich in diesem Falle um Trost oder Unterstützung an die Eltern wenden. Die unsicheren Kinder hingegen verleugnen ihre Gefühle und wenden sich im allgemeinen nicht an die Eltern, wenn sie Hilfe brauchen (Grossmann/Grossmann, 1995). Außerdem attribuieren sie häufiger aggressive Tendenzen in das Verhalten anderer.

1.2 Körperkontakt

> Ein Kind mit Berührungen zu füttern, seine Haut und seinen Rücken zu nähren, ist ebenso wichtig, wie seinen Magen zu füllen. Es versöhnt es mit dem Außen. *Innen* und *außen* zufrieden… Wieder eins. Frieden. (Frédérick Leboyer)

Der menschliche Säugling ist phylogenetisch gesehen als «Tragling» oder «Mutterhocker» einzustufen (Hassenstein, 1973). Alle Primaten sind Traglinge; von Geburt an klammern sie sich aus eigener Kraft am Bauch oder Rücken ihrer Mutter fest. Schleidt (1997) geht davon aus, dass es sich beim Körperkontakt um ein universales Interaktionsmuster handelt, das sowohl dem Bedürfnis der Mutter, ihr Kind an den Körper zu nehmen, als auch dem Bedürfnis des Kindes, getragen zu werden, Rechnung trägt.

Vergleichsstudien mit traditionalen Kulturen zeigen, dass den Kindern dort wesentlich mehr Körper- und demnach Hautkontakt gestattet wird als in westlichen Ländern. Gehalten, gestillt oder auf Schulter, Hüfte oder im Netzbeutel getragen verbringen beispielsweise die Kinder der Eipo von Papua-Neuguinea ca. 60 % des Tages und 80 % eines 24 h-Tages im Körperkontakt mit der Mutter. Körperkontakt ist dort auch immer Hautkontakt, da die Bekleidung eher spärlich ist (Schiefenhövel, 1991). Häglsperger-Hang (1988) zeigte für westliche Kulturen, dass sogar stillende Mütter, die der La Leche Liga[3] angehörten und demnach ohnehin zu jenen gehörten, die mit ihrem Kind sehr bewusst umgingen, nur 10 % des Tages Kind-, Brust- (bzw. Körper-) Kontakt hatten.

Ein Grund für den geringen Körperkontakt in unseren Kulturen ist der erstaunlich tiefsitzende Gedanke bzw. die selbst gegen plausible Gegenargumente unerschütterlich resistente Angst, sein Kind zu verwöhnen und sich einen «Tyrannen» heranzuziehen. Kaum eine Mutter eines neugeborenen Babys ist nicht schon von den ersten belehrungshungrigen Verwandten gefragt worden, ob sie «immer gleich laufen würde», wenn das Kind einen Pieps von sich gebe, und dass sie sich im Klaren sein solle, dass das Kind «das sofort lernen» würde und in Zukunft nur noch getragen werden wolle. Damit mögen

---

3 Zur näheren Information: www.lalecheliga.de.

sie gar nicht unrecht haben – nur dass dieses kindliche Bedürfnis als etwas Schlechtes (denn «gute, brave» Kinder verlangen nichts von ihren Eltern außer gefüttert und gewickelt zu werden, und zwischen diesen Pflegemaßnahmen schlafen sie still in einem anderen Raum in ihrem Bettchen – so die Vorstellung, die zwar dem westlichen Idealbild, aber nicht im geringsten der Natur des menschlichen Säuglings entspricht) angesehen wird, ist zumindest fragwürdig. Heutzutage sind erfreulicherweise auch wieder Gegentrends bemerkbar – seit der Wiederentdeckung des Tragetuchs ist Tragen wieder «in»; wobei dies jedoch meist weniger im Sinne des Kindes erfolgt als in dem der Mutter, da diese sehr schnell feststellt, dass ihr ansonsten unruhiges Kind spätestens im Tuch zufrieden einnickt. Das Getragenwerden stimuliert das vestibuläre System des Kindes.

> Ein Baby sucht Bewegung und alles Bewegliche, denn Bewegung heißt Information, heißt Veränderung: Veränderung aber verspricht Erlebnis, wechselnde Zustände. Es entsteht Dynamik, in der sich das Neue entdeckt. (Molcho, 1999, S. 53)

Dass Kinder das Getragenwerden sichtlich genießen, ist auch in unserer Kultur nicht zu übersehen:

> Schon bald nach der Geburt unseres Sohnes Maximilian wollten wir das neue Tragetuch ausprobieren. Wir packten das kleine Bündel um Papas Brust – nur zwei Füßlein und der Bommel der Mütze waren noch zu sehen. Schon wenige Schritte nach Verlassen der Wohnung bemerkte mein Mann, das Maximilian mit Gesicht und plattgedrückter Nase frontal an seiner Brust lag, und befürchtete, dass der Kleine keine Luft bekommen könnte. Also zogen wir den kleinen Kerl bis zum Bauchnabel wieder heraus aus dem Tuch, um zu checken, ob er noch atmete. Zu unserem Erschrecken lag Maximilan reglos da und eine Atmung war durch die dicke Winterbekleidung auch nicht festzustellen. Wir strichen ihm übers Gesicht, rüttelten ihn sanft, kniffen ihn in die Wange – nichts. Als frischgebackene Eltern überfiel uns leichte Panik; wir zogen Max ganz aus dem Tuch und siehe da – er blinzelte aus einem Auge und gähnte herzhaft: er war einfach schon nach wenigen Schritten im Tuch in einen wohligen Tiefschlaf gefallen. Maximilian genießt das Getragenwerden noch heute, ein Jahr später, genauso wie sein Papa, der das Tragetuch allen anderen Transportutensilien vorzieht, weil er Max «da einfach so schön nah bei sich hat».

Unsere Kultur tendiert dazu, Distanz zu schaffen – das beginnt schon in der Geburtsklinik. Mittlerweile ist erfreulicherweise das «Rooming-In» üblich geworden, wobei aus evolutionsbiologischer Sicht das «Bedding-In» die idealere Variante wäre. Hebammen in der ambulanten oder Hausgeburtsbetreuung gehen hier eher konform mit den Erkenntnissen der Humanbiologie – sie raten eindringlich dazu, das Kind von Anfang an «unter seine Fittiche zu stecken», das heißt, es am Körper der Mutter bzw. zwischen den Eltern schlafen zu lassen.

Man geht gemeinhin davon aus, dass das Neugeborene in erster Linie Ruhe, Schlaf und Abgeschiedenheit benötigt - und legt es ins Kinderzimmer, in sein Bett, mit einem Mobile darüber. Wirklich lernen kann ein Kind jedoch am natürlichsten durch das selbstverständliche Eingebundensein in seine soziale Umwelt, durch die Teilnahme am Leben seiner Familie (Schiefenhövel, unveröffentl. Manuskript).

Der enge Körper-, bzw. noch besser: Hautkontakt erfüllt mehrere Bedürfnisse zugleich. Zum einen spürt das Kind den Herzschlag der Mutter, den es schon aus seiner vorgeburtlichen Zeit kennt; zudem nimmt es den mütterlichen Geruch auf, den es schon einige Tage nach der Geburt von anderen unterscheiden kann (Schleidt, 1997). Die Atmung der Mutter leitet die Atmung des kindlichen Brustkorbs und die Bewegung (im Falle des Getragenwerdens) stimuliert das vestibuläre System des Kindes. Auch zeigt sich, dass häufiges Getragenwerden den in westliche Kulturen oft anzutreffenden Hüftdysplasien beim Neugeborenen entgegenwirkt. In traditionalen Kulturen, wo die Kinder fast ständig getragen werden, sind diese Fehlbildungen nicht anzutreffen (Schiefenhövel, 1991).

Bornemann, ein Schweizer Sexualwissenschaftler, betrachtete den Körperkontakt als etwas für den Menschen Essentielles und sah die Notwendigkeit, die Freudsche Phasenlehre der kindlichen Entwicklung um eine Phase zu ergänzen, die noch vor bzw. gleichzeitig mit der oralen Phase auftrete. Nach Freud weckt die ausreichende Befriedigung oraler Bedürfnisse (Saugen und Lutschen an Mutterbrust, Fingern, Schnuller, etc.; Nahrungsaufnahme; mit dem Mund erkunden, etc.) im Säuglingsalter beim Kind das Urvertrauen. Bornemann war jedoch der Meinung, dass noch vor den oralen Bedürfnissen ein anderes Sinnesorgan Zentrum der kindlichen Wahrnehmung ist – und zwar das größte menschliche Sinnesorgan: die Haut. Aus diesem Grund fügte er der Phasentheorie die sogenannte «kutane Phase» hinzu, welche schon ab der Geburt, vermutlich sogar schon intrauterin, eine Rolle spiele. In dieser Zeit sei die Haut das hauptsächliche Sinnesorgan, das dem Kind zur Aufnahme jedweder Reize aus seiner Umwelt und zu zärtlich-lustvoller Bedürfnisbefriedigung zur Verfügung stehe. Die ausreichende Befriedigung kutaner Bedürfnisse soll nach Bornemann beim Kind ein Gefühl des «Gehaltenseins» (im psychischen Sinne) auslösen.

Das Wunderbare an dieser Haut-zu-Haut-Erfahrung liegt für das Neugeborene darin, dass die Nähe zum mütterlichen Körper eine Art «Wiedereintreten in eine vertraute Umgebung» darstellt. «*[The child] must feel ‹plugged-in again› into his mothers biological rhythms.*» (Freud, W. E., 1995, S. 254). Der Haut-zu-Haut-Kontakt öffne zudem zusätzliche kinästhetische Kommunikationskanäle (Montagu, 1978) für die Interaktion zwischen Mutter und Kind.

> Je jünger der Säugling, desto wichtiger ist es für ihn als Primatentragling, durch den Körperkontakt seine lebendige Mutter zu spüren und auf diese Weise das aus der Phylogenese vorprogrammierte Sicherheitsgefühl zu erfahren. (Schleidt, im Druck)

Wie sehr der Körperkontakt mit anderen Lebensfunktionen zusammen hängt, zeigen zwei neuere Studien. Die Ergebnisse von Buser (1998) lassen darauf schließen, dass an Neurodermitis erkrankte Kinder zu wenig Körperkontakt bekommen. Strecke (1991) wies nach, dass sich bei Intensivpatienten Herzschlag und Blutdruck senken, wenn sie von einer vertrauten Person körperlich berührt werden.

Ein weiterer Faktor der körperlichen Bedürfnisse des Neugeborenen ist das Bedürfnis, Grenzen zu spüren. Im Mutterleib spürt das Kind zunehmend mehr Beengung rund um seinen Körper, seine Haut befindet sich in ständiger Berührung mit der Innenwand der Gebärmutter. Jeder Tritt, jedes Ausstrecken des Armes ist gekoppelt mit einem Berührungsreiz mit dem umgebenden Uterus. Abgesehen von der Tatsache, dass das Kind anfangs mehr, später immer weniger «schwerelos» im Uterus von der es umgebenden Flüssigkeit getragen wird, bietet die Gebärmutterwand eine fühlbare Begrenzung der Umgebung. Je größer das Kind wird, desto gekrümmter ist seine Körperhaltung; seine Extremitäten berühren sich, es spürt seine Füße, seinen Kopf, seinen Rumpf, es lutscht am Daumen oder an seinen Zehen. Wird das Kind geboren, verliert es auf einen Schlag jegliche Grenzen – es erlebt Schwerkraft, Umgebungsluft, wird angezogen und auf eine Ablage, in ein Bettchen oder auf einen Arm gelegt. Das Neugeborene reagiert auf dieses «Ohne-Grenzen-Sein» (konkret: auf das Zurückfallen des Kopfes oder das Abgelegtwerden auf einer Unterlage) mit dem *Moro-Reflex* – es reißt beide Arme auseinander, öffnet die Hände und führt sie zitternd wieder über dem Brustkorb zusammen.

Es ist daher notwendig, dem Kind auch nach der Geburt wieder Grenzen zu geben. Sei es im Arm der Mutter, zusammengezogen und angeschmiegt zwischen Brust und Arm, im Tragetuch, oder aber, wenn das Kind im Bettchen liegt, durch ein Lagerungskissen, ein Nestchen oder generell einfach eine Wiege oder einen Korb – im Gegensatz zu einem ausladenden Gitterbett. Wenngleich die Lagerung des Kindes, ob auf Bauch, Rücken oder Seite, einer stetigen Kontroverse vor allem bezüglich des Risikos eines plötzlichen Kindstodes unterworfen ist, und derzeit die Rücken- bzw. Seitlage als optimal angesehen wird, so stellt doch die Bauchlage die «sicherere» Haltung dar. Das Kind muss nicht durch irgendwelche Utensilien am Herumkippen gehindert oder «in Position gehalten werden», es wacht auch nicht durch im Schlaf übliche Körperzuckungen sogleich auf. Letztlich sind Bauch und Brust ja die größten Angriffsflächen, sozusagen der verletzlichste Teil des Körpers. Beim Schlafen auf dem Rücken liegt ausgerechnet dieser verletzlichste Teil am prominentesten frei – dies kann sicherlich nicht zur gleichen Entspannung führen, wie etwa diesen Teil mit Armen und Körper umschlossen zu wissen, in der Seit- oder Bauchlage. Im Tierreich werden sich kaum Säugetiere finden, die auf dem Rücken schlafen – ganz abgesehen davon, dass sie weitgehend Vierfüßler sind und einen anderen Bau des Rückgrats aufweisen –, da die Darbietung der verletzlichsten Körperregion im Schlaf eine deutliche Gefährdung darstellen würde. Letztlich weiß man ja aus dem Demutsgebaren mancher Tierarten, dass das Auf-den-Rücken-werfen-und-den-Bauch-Darbieten beim Gegner die Tötungshemmung auslöst, was dafür spricht, dass es sich bei dieser Körperregion tatsächlich um den verletzlichsten Teil handelt, der nur in größter Not dargeboten wird (Christner, 1999). Da in traditionalen Kulturen, wie bereits erwähnt, das Kind die meiste Zeit des Tages Körperkontakt hat, hat sich dieses Problem von allein gelöst. Denn es liegt ja auf der Brust, beim Stillen ebenfalls «Brust-an-Brust», beim Tragen in Tuch oder auf dem Nacken ebenfalls mit der Brust am Körper der Mutter.

Interessant hierbei ist auch, dass die Vorderseite des Brustkorbs generell ein Körperteil zu sein scheint, der vom Menschen als etwas sehr intimes, Zu-Schützendes empfunden wird. Berührungen werden in dieser Körperregion nur von engen Bezugspersonen als angenehm, von Fremden gar als sehr unangenehm empfunden (Heslin et al., 1983).

1.3 Nahrungsaufnahme/Stillen

Die Nahrungsaufnahme des Säuglings dient nicht nur seiner Ernährung, sondern liefert eine wesentliche Grundlage für die Ausbildung seiner ersten sozialen Beziehung.

Die Grundvoraussetzungen für eine erfolgreiche Nahrungsaufnahme sind schon von Geburt an vorhanden (Hassenstein, 1973): der Kopf des hungrigen Säuglings führt Pendelbewegungen aus und bei Lippenkontakt mit der Brustwarze «schnappt» der Säugling zu und fängt an zu saugen. Diese reflexartige Handlung ist auch mit Ersatzobjekten zu erreichen: ein hungriger Säugling reagiert wie geschildert, wenn man mit dem Finger sanft seine Lippe berührt – er saugt sich buchstäblich daran fest. Mit der Zeit bildet sich jedoch ein komplexes Reizsystem aus, das nur durch eine Kombination von Reizen dieses Verhalten auszulösen vermag. Da das Kind den Geruch seiner Mutter, ihrer Milch, ihrer Brust und ihrer Axilla deutlich von anderen zu unterscheiden vermag, reicht oft schon das Entkleiden der Brust und der ausströmende Geruch, das Kind im Arm zum «Suchen» zu bringen. Auch beim Flaschenkind reicht oft schon das Schütteln der Flasche oder das Geräusch des aufgeschraubten Saugerrings, um beim Kind das orientierende Verhalten auszulösen.

Den Fähigkeiten des Kindes entsprechen die Anlagen der Mutter. Das erste Saugen des Kindes löst durch die aktivierten Hormone die Milchbildung aus; die mütterliche Brust bildet immer gerade so viel Milch wie das Kind üblicherweise trinkt. Eine Mutter, die schon einmal gestillt hat, wird das Gefühl kennen, dass die Milch einschießt, wenn das Kind zu weinen anfängt, oder sogar, wie als telepathische Vorahnung, schon bevor das Kind seinen Hunger anmeldet. Mütter berichten nicht selten: «Jetzt wacht er gleich auf und will trinken – mir schießt gerade die Milch ein!», und im gleichen Augenblick meldet sich das Kind und verlangt, gestillt zu werden.

Dass das Stillen durch die leibliche Mutter die idealste, weil natürlichste Form der Ernährung des jungen Säuglings ist, ist in Naturvölkern weit selbstverständlicher als in unseren Kulturen. «Susu bilong mama i nambawan … isi na redi» («Die Milch der Mutter ist die Nummer eins, einfach und immer fertig»), lautet die Aufschrift auf einem Plakat in Papua Neuguinea (Schiefenhövel, 1991). Der Verkauf von Milchflaschen und Säuglingsmilch ist dort außer nach Vorlage eines Rezeptes verboten. Gestillt wird *on demand* – nach Bedarf – und das Tag und Nacht. Nachts schläft das Kind in den Armen der

Mutter und holt sich die Brust je nach Verlangen. Bis zum Milcheinschuss geben die Frauen den Kindern eingeweichte, vorgekaute Süßkartoffel-Stückchen, mit denen sie ein wenig Kohlenhydrate und Flüssigkeit aufnehmen (Schiefenhövel, 1991).

Vieles spricht für das Stillen; wenn auch die Säuglingsnahrungen heutzutage weitestgehend an die Muttermilch adaptiert werden, so hat letztere dennoch einen entscheidenden Punkt voraus: sie enthält eine große Anzahl mütterlicher Antikörper, die dem Kind in seiner empfindlichsten Phase – über den mit dem Blut mitgegebenen «Nestschutz» hinaus – zusätzlichen Schutz bieten vor Erkrankungen. Abgesehen davon entwickelt sich die Zusammensetzung der Milch exakt nach den Bedürfnissen des Kindes. Das Kolostrum, die allererste Milch der Frau, ist aufgrund ihres Karotingehalts erstaunlich gelb und beinhaltet einen richtigen «Cocktail an Antikörpern und Vitaminen» (Zitat einer Hebamme). Da das Kind in den ersten Tagen nur winzige Mengen trinkt, entspricht die Menge und Konsistenz genau dessen Bedürfnissen. Anschließend verändert sich die Milch und wird zunächst zur Übergangsmilch, später dann zur sogenannten «reifen» Frauenmilch. Diese sind wässriger und in größeren Mengen vorhanden – sie sind durstlöschender und stillen den mittlerweile größeren Hunger des älteren Säuglings. Wird ein Säugling *ad libitum* oder *on demand* gefüttert, das heißt «nach Bedarf» angelegt, wann immer er trinken möchte, so stellt sich ein faszinierendes selbst-regulierendes System ein: je nach Stilldauer und Modus (oft und kurz oder selten und lang), Saugdruck und Stimulieren der Brustwarze ändert sich die Zusammensetzung der Milch in bezug auf ihre festen und wässrigen Bestandteile (Schiefenhövel, 1991).

Säuglingsnahrungen werden immer aus Kuhmilch hergestellt – diese ist ihrer Zusammensetzung nach «aber nur etwas für Kälbchen» (Zitat eines Tiroler Kinderarztes), d. h., die Zusammensetzung der Kuhmilch wird auf künstlichem Wege der Muttermilch so ähnlich wie möglich gemacht – sie ist und bleibt aber eben Kuh-Milch. Die Kuhmilch gehört noch immer zu den häufigsten allergieauslösenden Nahrungsmitteln. Muttermilch hingegen entspricht, wie gesagt, exakt den Bedürfnissen des Neugeborenen und kleidet zusätzlich den kindlichen Darm mit einer Art «Schutzschicht» aus; und die erste Nahrungsaufnahme löst die Ausscheidung des Mekoniums aus. Kuhmilch hingegen belastet den Organismus mit Fremdeiweißen, was besonders in der Neugeborenenperiode kritisch ist, da das kindliche Verdauungssystem erst in Gang kommen muss und noch gänzlich unvorbereitet ist auf außertourliche Abbauaufgaben. Auch für die Mutter hat das Stillen körperliche Vorteile: das erste Anlegen des Kindes löst über das Hormonsystem die Milchbildung aus; gleichzeitig werden Uteruskontraktionen angeregt, die zu einer schnellen und problemlosen Rückbildung der Gebärmutter führen sollen. Nicht selten verläuft die Uterusrückbildung bei stillenden Müttern schneller als bei nicht-stillenden. Auch die Ausscheidung des Wochenflusses wird angeregt; ein Lochienstau wird bei stillenden Müttern eher selten beobachtet. Ein weiterer Vorteil ist die Tatsache, dass das Stillen über das Hormonsystem einem Eisprung entgegenwirkt. Die empfängnisverhütende Wirkung ist allerdings mit Vorsicht zu genießen, da sie nur in den ersten postpartalen Wochen nachweisbar existiert und später rapide abnimmt; auch während des Wochenbettes ist sie nicht hundertprozentig gegeben. In den traditionalen Kulturen der Eipo von Papua Neuguinea hält die Wirkung erstaunlicherweise länger an – durch die laktationsbedingte Amenorrhoe ist dort ein Geburtsabstand von etwa 3 Jahren die Regel (Schiefenhövel, 1991).

Mindestens ebenso wichtig wie die medizinischen Gründe für das Stillen sind die praktischen und zwischenmenschlich-psychischen. Zum einen ist Muttermilch immer vorhanden, wo auch immer die Mutter sich gerade mit ihrem Kind aufhält. Sie hat die richtige Trinktemperatur, kann nicht überhitzt und damit in ihrem wertvollen Gehalt beschädigt werden und zudem ist sie kostenlos: man braucht weder Säuglingsmilch noch Flaschen, Sauger, Desinfektionsgeräte. Das entscheidende Argument für das Stillen ist jedoch die Bedeutung, die es für die Mutter-Kind-Interaktion hat. Beim Stillen besteht Körperkontakt, dessen adaptive Funktion im vorigen Abschnitt besprochen wurde. Das Kind liegt immer mit dem Gesicht zur Mutter, der Nase an der Haut der Mutter, wo es ständig ihren vertrauten Geruch wahrnehmen kann. Beim Flaschenfüttern lässt sich das Kind beliebig positionieren – mit dem Gesicht von der Mutter weg, auf den Beinen abgelegt, weit vom Körper weggehalten u. a. (vgl. **Abb. 1,** S. 40). Wenngleich eine liebevolle und feinfühlige, mit der Flasche fütternde Mutter eine ebenso innige und sichere Bindung mit ihrem Kind aufbauen kann wie eine stillende Mutter, so kommt bei der Stillenden die Ausschließlichkeit hinzu, mit welcher sie persönlich die Aufgabe des Nährens übernehmen *muss*. Dem Kind sichert das Stillen also die häufige Anwesenheit der Hauptbezugsperson Mutter, während das Flaschenfüttern leicht an andere Pflegepersonen abgegeben werden kann (was natürlich auch ein Vorteil sein kann; im konkreten Kontext wird es jedoch als Nachteil angesehen).

Auch darf nicht unterschätzt werden, wie bedeutsam das Gefühl für eine Mutter ist, ihrem Kind das geben zu können, was es zum Leben vordringlich braucht – es zu nähren, aus dem, was sie selbst hat bzw. selbst produziert. Sie *selbst* nährt ihr Kind und hält es damit am Leben. Es ist ein wunderbares

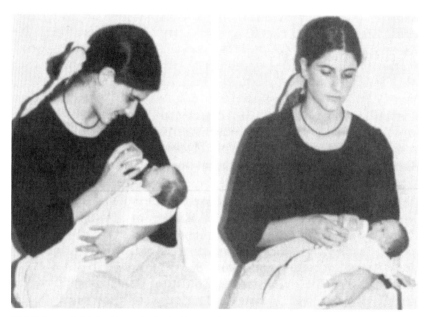

Abbildung 1: Links: Das Kind wird in En-face-Position gehalten, die Flasche ist senkrecht. Rechts: Das Kind wird so gehalten, dass Augenkontakt und Interaktion fehlen (aus: Klaus/Kennel 1983, S. 164).

Gefühl zu sehen, wie ein Neugeborenes wächst und gedeiht und Pausbacken bekommt allein durch das, was es sich aus der Brust geholt hat. Denn für die Mutter ist die Nahrung ja im wesentlichen unsichtbar – alles, was sie wahrnimmt ist: Das Kind saugt an der Brust und nimmt zu!

Für das Kind erfüllt das Gestilltwerden nicht nur den Zweck der Nahrungsaufnahme, sondern auch den der Beruhigung; es «stillt» den Säugling (Schleidt, 1997, S. 36). Ebenso wie bei jungen Affen lässt sich auch bei menschlichen Säuglingen beobachten, dass sie an der Brust saugen, ohne Nahrung aufzunehmen – nur der beruhigenden Wirkung des Stillens wegen (Eibl-Eibesfeldt, 1970; Siegmund/Schiefenhövel, 1990). Das Abstillen in traditionalen Kulturen findet meist im Alter von 2 bis 3 Jahren statt, während der steigende Wohlstand bei uns zu verkürzten Stillzeiten von nur wenigen Wochen geführt hat (Häglsperger-Hang, 1988). Stillfördernde Einrichtungen, Hebammen und Ernährungswissenschaftler in unseren Breiten empfehlen das Stillen bis zum 6. Lebensmonat mit anschließender behutsamer Einführung der Beikost. Ein maximaler Abstillzeitpunkt wird nicht empfohlen, meist wird angeraten, das Abstillen dem Willen des Kindes oder dem der Mutter zu überlassen.

1.4 Kommunikation

Auch die Kommunikation ist bei Mutter und Kind so angelegt, dass sie intuitiv in der für beide richtigen Art und Weise auf einander zugehen. Papousek (1977) zeigte, dass Eltern sich dem Kind automatisch in jener Entfernung nähern, in der das Neugeborene scharf sehen kann. Sie sprechen aus eigenem Antrieb in einer Lautstärke, die dem Empfinden des Neugeborenen angemessen ist, und in einer Tonhöhe, die für das Kind am «ansprechendsten» ist.

> Die Stimmlage ist um eine Oktave höher, die Intonation wird verstärkt, das heißt, die Satzmelodie ist so erweitert, dass die Sprache übertrieben klingt. Manche Sprachelemente werden verlangsamt, manche Silben verlängert, die Betonung ist also sehr auffallend. Grammatik und Wortwahl werden vereinfacht, manchmal werden die Aussagen durch den Gebrauch von Diminutiven ‹verniedlicht›. (Schleidt, 1997, S. 39)

Papousek spricht hier von der «intuitiven Elternschaft». Die Sätze sind einfach strukturiert und weisen zahlreiche Wiederholungen auf, was der Präferenz der Kinder entspricht. «Ja, hallo – ja, hallo, Mäuslein, na, wo bist du denn? Wo ist denn mein Mäuslein, ja, hallo, Mäuslein… tststs, ja tust du schauen, so schauen musst du…?» sind typische Aussagen in der Kommunikation mit einem Neugeborenen. Auch die Aktionen des Kindes werden von den Eltern durch Anpassung der Sprechgeschwindigkeit und Betonung begleitet («Gäääähnen musst du? Soooo müüüüde ist mein Schnecklein…! Jaaaaa, mach den Mund aaauuf, zack, jetzt hast du sie erwischt die Brust, yamyamm-yamm, das schmeckt dir…»). Für die Kinder ist dies besonders deshalb wertvoll, weil es ihnen die Information vermittelt, die Mutter «teile» seine augenblickliche Gefühlswelt, was wiederum die Verbundenheit zwischen den beiden fördert. Außerdem wird das Kind in seinen Tätigkeiten «angefeuert», die Moderation durch die Mutter erleichtert dem Kind, seine Welt zu strukturieren, seine eigenen Affekte kennenzulernen, zu lernen, was es fühlen soll. Auch die Pausen beim Sprechen werden so angelegt, dass exakt genug Zeit für eine Antwort bleibt; beim Stillen reden die Mütter ihr Kind an, wenn es mit dem Trinken pausiert und schweigen, wenn das Kind trinkt. Es gibt angeborene Vorgaben von Seiten der Mutter und des Kindes, um die Kommunikation zu ermöglichen. Es wird angenommen, dass der Säugling mit der angeborenen Erwartung auf die Welt kommt, einem lebendigen Gegenüber zu begegnen. Er schaut interessiert in Gesichter und spiegelt deren Ausdruck (Meltzoff/Moore, 1977) und er kann Gesicht, Stimme und Geruch der Mutter schnell von anderen unterscheiden. Die Mutter bzw. der Vater haben die angeborene Fähigkeit, diese Signale wahrzunehmen, hervorzurufen und zu beantworten (Schleidt, 2002).

Wenngleich die Kommunikationsmöglichkeiten angeboren bzw. «intuitiv» zu sein scheinen, gibt es Abweichungen der Norm, gibt es Eltern, die nicht ganz so feinfühlig und optimal in den «Signalaustausch» mit ihrem Kind treten. Maladaptive Entwicklungen der Kommunikation finden sich, wenn Eltern die Signale, die ihr Kind sendet, nicht wahrnehmen, übergehen, oder in ungünstiger Weise beantworten. Spricht eine Mutter ihr Kind an, ohne ihm Zeit für eine wie auch immer geartete Antwort zu lassen, oder reagiert sie nicht auf die Signale des Kindes, so reagiert das Kind mit deutlichem Unmut. Es konnte gezeigt werden, dass Kinder, wenn die Mutter auf die kindlichen Signale mit erstarrtem Gesicht *(still face)* antwortet, d.h. nicht reagiert, und auch nicht das Gesicht verzieht, mit Weinen und Klagen ihre Verzweiflung kundtun (Bukatko/Daehler, 1995). Hält dieser Zustand länger an, so stellen die Kinder jeglichen Kommunikationsversuch ein, resignieren und werden apathisch. Sie haben gelernt, dass sie in ihrer Umwelt keine Reaktionen hervorrufen können, dass ihre Signale nicht gehört und verstanden werden. Nicht selten führt dies auf lange Sicht zu einer Art «gelernter Hilflosigkeit»; diese Menschen resignieren auch im Erwachsenenalter schnell und bewerten Situationen leicht dahingehend, dass sie selbst «eh nichts tun können» und dass es «eh keinen Sinn hat» (Seligman, 1975). Es hat sich gezeigt, dass Babys, wenn man ihnen Videos zeigt, auf denen die Mutter zu ihnen spricht, mit deutlichem Kummer reagieren, weil die Kommunikation nicht kongruent erfolgt und sie auf die Äußerungen ihres Gegenübers keinen Einfluss haben (Bukatko/Daehler, 1995). Ich erinnere mich an einen Vorfall mit einem Vater auf der Frühgeborenenstation. Ich wickelte gerade ein Frühchen in seinem Wärmebett und redete während meiner Handlungen mit dem Baby vor mich hin, erklärte ihm, was ich tat und was ich noch mit ihm vorhatte (in etwa: «So, kleine Maus, jetzt muss ich nur noch schnell Fiebermessen und dann muss ich dich schnell anziehen, weil dann kommt sicher bald deine Mami und gibt dir die tolle Milch, die ich schon hergerichtet habe… Du hast bestimmt schon ganz arg Hunger, armes Mäuslein, hm?»). Neben dem nächsten Bett saß ein Vater mit seinem Kind im Arm und schaute mich verblüfft an. «Sie *reden* ja mit den Kindern…» sagte er völlig verwundert. Es war ihm noch nicht in den

Sinn gekommen, dass es Sinn machen könnte, zu so einem kleinen Wesen zu sprechen. Nicht bei allen ist die Elternschaft gleich «intuitiv».

Die kleinste und erste Einheit der Kommunikation ist der Augenkontakt. Ein gängiges, kulturenübergreifend vorzufindendes mimisches Verhalten gegenüber Säuglingen ist der «Augengruß», das schnelle Heben der Augenbrauen mit einem Lächeln (Eibl-Eibesfeldt, 1967; Grammer et al., 1988). Neugeborene haben gleich nach der Geburt sehr wache und stark geöffnete Augen, die sie zwar noch nicht exakt akkomodieren können, doch sie richten sie nach der Stimme der Mutter aus. Sogar blind geborene Kinder führen diese Fixierbewegungen aus (Schleidt, 1997). Bis zu einem Alter von 2 Monaten lächeln Säuglinge auch Augenattrappen (Punktpaare, auch mehrere übereinander stehend) an. Mit 5 bis 6 Monaten reagieren die Kinder nur noch auf komplette Gesichtsformen; Details von den Augen werden als zum Gesicht gehörend interpretiert, so auch der Mund. Sind die Augen des Kindes geschlossen, sprechen Mütter ihr Kind üblicherweise nicht an. Interessanterweise bezogen sich nach einer amerikanischen Studie (Klaus/Kennel, 1983) 70 % aller Aussagen von Müttern neugeborener Kinder auf deren Augen bzw. Blickverhalten («Schau mich mal an!», «Magst du die Mami nicht anschauen?» etc.). Dies kann sich damit erklären lassen, dass Mütter vor allem am Anfang den Blick des Kindes als Feedback für ihr eigenes Mütterverhalten werten können. Gefällt es meinem Kind mit mir? Mag mich mein Kind?, und ähnliche Fragen spielen sich im Kopf und Herzen einer jungen Mutter ab, zumal sie häufig noch unsicher ist, ob sie mit ihrem Kind alles richtig gemacht hat und ob sie das Bedürfnis ihres Kindes richtig gelesen hat. Dass dieses Forcieren des Blickkontakts evolutionär vorgegeben und demnach weitgehend unreflektiert abläuft, zeigt die Tatsache, dass Mütter, während sie versuchen, Blickkontakt herzustellen, indem sie sagen: «schau mal zur Mama», «schau der Mama in die Augen», in einem Interview erklären, Kinder könnten in diesem Alter noch nicht richtig sehen (Grossmann, 1978).

Der Blickkontakt ist wichtig für den Aufbau und die Aufrechterhaltung der Bindung zur Mutter. Beide trachten danach, den Blick oder das Lächeln des anderen zu erheischen oder von ihm «angesprochen» zu werden. Die Dynamik dieser Mutter-Kind-Interaktionen ist kulturenübergreifend zu finden (Grossmann, 1978). Studien (Keller et al., 1988) haben zudem gezeigt, dass Kinder positive Laute von sich geben, wenn Augenkontakt besteht, und eher negative, wenn nicht. Sprechen die Eltern zu ihnen, schweigen sie, plappern dafür umso mehr, wenn die Eltern verstummen. Auf diese Weise entwickelt sich im idealsten Fall ein fein abgestimmter Dialog, der für beide Beteiligten

Feedback und Bereicherung bedeutet. Das Lächeln des Kindes ist für die Mutter nach dem Augenkontakt ein weiteres, außerordentlich wichtiges Signal für die Bewertung ihrer elterlichen Bemühungen. Sehnlichst warten Eltern auf das erste bewusste Lächeln, das erst nach etwa 7 bis 8 Wochen auftritt. Da die meisten Eltern diesem Lächeln eine so große Bedeutung zumessen, wird häufig jedes Mundzucken, jedes «Engelslächeln» im Schlaf insgeheim als positives Signal der Zufriedenheit gewertet. Dies ist auch gut so, denn gleichgültig, ob das Baby nun bewusst oder unbewusst gelächelt hat, wenn die Eltern es als positives Feedback der Zufriedenheit und Freude ihres Kindes werten, so schürt auch das immer die Zuneigung der Eltern zu ihrem Kind, die ja ohnehin gerade erst im Wachsen ist.

Der Blickkontakt hat einen spezifischen Verlauf: Er nimmt in der Häufigkeit zu bis zum 3. Lebensmonat, von da an nimmt er beständig ab. Mit 3 Monaten kann das Kind selbstständig den Kopf halten und damit mehr Situationskontrolle ausüben – es kann den Blick gezielt abwenden, wenn es das Bedürfnis danach hat (Schleidt, Vorlesungsmitschrift). Etwa um den 3. Lebensmonat herum, am Höhepunkt des Blickverhaltens, lässt sich bei manchen Kindern eine Tendenz zur Blickvermeidung feststellen (Keller, 1989). Das Kommunikationsverhalten der Mutter scheint beim Kind die Blickvermeidung auszulösen. Diese Mutter-Kind-Dyaden weisen üblicherweise wenig feinfühligen und körperlich distanzierteren Kontakt auf, die Mütter geben sich dem Kind gegenüber fordernd («Schau mich doch endlich an…, schau die Mama an…, magst du mich nicht?!») und reden häufig pausenlos auf ihr Kind ein (Keller, 1989). Solche Blickvermeider-Kinder haben jetzt und später weniger Informationsgewinn, sie verzeichnen somit ein Informationsdefizit aus ihrer Umwelt, wie Untersuchungen im Kindergarten und Schulalter bestätigen (Schleidt, Vorlesungsmitschrift).

Mutter und Kind sind im Normalfall ideal aneinander angepasst und bald aufeinander eingespielt.

> Durch diese mütterlich-kindliche Präzisionsarbeit bekommt der Säugling eine verläßliche Rückmeldung des eigenen Handelns und ihm wird die soziale Wirksamkeit und Akzeptanz des eigenen Tuns gespiegelt (Schleidt, unveröffentl. Manuskript).

Ein ebenso weit verbreitetes Signal, das in erster Linie bei Trennungen auftritt, ist das Weinen. Gänseküken äußern das «Pfeifen des Verlassenseins», das die Mutter veranlasst, verstärkt nach dem Jungen zu suchen (Lorenz, 1935). Üblicherweise löst das Weinen des Kindes sogar bei fremden Personen trostspendendes Verhalten aus, wie etwa Auf-den-Arm-Nehmen, ansprechen, wiegen, singen, An-sich-Drücken, etc. Interessanterweise ist dieses an sich natürlichen Instinkten folgende Verhaltensprogramm in unseren modernen Gesellschaften stark gehemmt. Rationale Überlegungen überlagern den intuitiven Antrieb. Der Wunsch, das Kind nicht zu verwöhnen, entspricht dem Skinnerschen Modell des Lernens am Erfolg. Im frühen Säuglings- und Kleinkindalter ist dieses rationale Verhalten jedoch kontraindiziert.

> Wenn ein Elterntier ein im Verlauf einer langen Evolution auf Eignung geprüftes Signal nicht beantwortet, gibt es Störungen. Das trifft auch für den Menschen zu. […] Das Kind muss darauf vertrauen, dass seine Signale beantwortet werden, dann ist seine Welt in Ordnung. […] Auf einer behavioristischen Basis kann sich die für das Kleinkind so wichtige Verschränkung zwischen emotionaler und kognitiver Stimulation nicht entwickeln. […] Man kann nur sagen: ‹Lass Dich in deiner Interaktion mit dem Kind kindzentriert leiten. Wenn es größer ist, kommt die Zeit, ihm Grenzen zu setzen und es hineinwachsen zu lassen in die Regeln der jeweiligen Familie und Gesellschaft›. (Schiefenhövel, 2000, S. 55).

In traditionalen Kulturen finden sich nicht so häufig wie bei uns sogenannte «Schreibabys». In Neuguinea hört man kaum ein Kind länger als 30 Sekunden schreien. Offenbar fehlt dort diese rationale Pflegehemmung. Zu recht – denn Studien zeigen, dass Kinder, deren Signale in den ersten 3 Lebensmonaten sofort und verlässlich beantwortet wurden, ein Jahr später weniger schreien als Kinder, deren Signale nicht oder nur verspätet Reaktionen hervorriefen (Ainsworth, Bell/Stayton, 1974). Diese Autoren sind der Meinung, dass Kinder, die man nicht anhaltend «schreien lässt», lernen, dass schon feine Signale wahrgenommen und beantwortet werden, und sie deshalb von den intensiveren Verhaltensweisen (Schreien, Weinen) gar nicht erst Gebrauch machen müssen. Kinder, die man schreien lässt, lernen hingegen, dass nur Reaktionen folgen, wenn sie die intensivsten Signale aussenden – und werden dadurch zu «Schreiern». Von feinen Signalen brauchen sie keinen Gebrauch zu machen, denn ihnen folgt ohnehin keine Reaktion der Eltern.

1.5 Ruhe und Stimulation

Es gibt leider wenige Informationen darüber, was die natürlichen Bedürfnisse eines neugeborenen Kindes bezüglich des Ausmaßes an Ruhe und Stimulation sind. So kann man sich nur jener Hinweise aus dem Kulturenvergleich bedienen, die der Sache dienlich erscheinen. So weiß man, dass in traditionalen Kulturen, wie etwa bei den Eipo von Papua-Neuguinea, das Kind und die Mutter sich für etwa 6 Wochen in der sogenannten «Wochenbett-Seklusion» befinden. Sie bleiben bis zu zwei Monate getrennt von ihrer Familie in einem abgeschiedenen Raum oder Gebäude und dürfen das Haus nicht verlassen («tubudia ena taravatu»: von den Vorfahren stammendes Gesetz; Schiefenhövel, 1983, S. 144). Die Mutter und das Kind erfahren demnach eine deutliche Abgeschiedenheit von den Geschehnissen «draußen», im Dorf bzw. in der Familie. Es scheint sich in der Phylogenese als sinnvoll erwiesen zu haben, das Kind in der ersten postpartalen Zeit von allem Stress fern zu halten und sich stattdessen auf die wichtigste Stimulation zu konzentrieren, nämlich diejenige der Mutter.

Die Formen der Stimulation in traditionalen Kulturen und bei nichtmenschlichen Primaten wurden unter den Aspekten des erhöhten Körperkontaktes und des Getragenwerdens, sowie des Eingebundenseins in den Clan des Dorfes bereits oben behandelt.

2. Frühgeborene – zu klein für Bedürfnisse?

wir zwei – drei
warm
weich
unfassbar
du in mir
wir

Leere – allein
noch mal Höhle – Schutz
eine kleine Weile
wir
du und ich

(Ingeborg Stadelmann, Hebamme)

Für einige wenige Kinder beginnt das Leben etwas früher als vorgesehen – diese Kinder werden aus dem schützenden intrauterinen Leben allzu früh in die Außenwelt entlassen und müssen sich, nicht immer optimal vorbereitet, mit den raueren Bedingungen ihrer extrauterinen Umwelt auseinandersetzen. Die Grenze, ab wann ein Kind als «zu früh» geboren betrachtet wird, hat sich im Laufe der Geschichte verschoben.

Mein Lehrer an der Kinderkrankenpflegeschule, Oberarzt Dr. J. Metz, erzählte, dass er selbst noch Geburten erlebt habe, bei denen Kinder unter 1000 g auf die Fensterbank zum Sterben gelegt wurden, weil man ihnen keine Überlebenschancen gab. Eines Tages habe ein Kind jedoch auf dieser Fensterbank partout nicht sterben wollen – man habe es dann sekundär doch auf die Kinderstation verlegt, wo es letztlich überlebte!

2.1 Definition

Eine erste Definition der WHO aus dem Jahre 1949 bezeichnete als Frühgeborene all jene Kinder, die mit einem Geburtsgewicht von «2500 g oder weniger» auf die Welt kamen. Diese Definition vernachlässigt jedoch Aussagen über das *Gestationsalter* des Kindes, denn nur damit kann geklärt werden, ob das Kind nur zu früh geboren, aber für sein Alter normalgewichtig (Eutrophes Frühgeborenes) ist, zu früh geboren und dafür auch noch untergewichtig ist (hypotrophes Frühgeborenes) oder reifgeboren, aber untergewichtig (hypotrophes Reifgeborenes) ist. Jene Kinder, die ein für ihr Alter zu niedriges Gewicht aufweisen, werden auch als *small for date* (SFD) oder *small for gestational age* (SGA) bezeichnet.

Die gängige aktuelle Definition sieht als Frühgeborene all jene Kinder an, die *vor der 38. SSW (< 265 Tage) geboren wurden, unabhängig vom Geburtsgewicht* (Pschyrembel, 1994).

2.2 Ursachen der Frühgeburt

Die konkreten Ursachen für eine Frühgeburt sind selten klar zu ermitteln. Meist ist ein Konglomerat an belastenden Faktoren körperlicher, psychischer und sozialer Art für das vorzeitige Schwangerschaftsende verantwortlich. Zahlreiche Studien wurden unternommen, um ein klareres Bild davon zu bekommen, welche Faktoren hier bedeutsam sind.

Körperliche Faktoren

Körperliche Gründe können sein, dass die Frau noch sehr jung, d. h. unter 16, oder schon über 40 Jahre alt ist, dass die Frau bereits die zweite Schwangerschaft innerhalb eines Jahres erlebt, dass sie Mehrlinge erwartet oder dass sie bereits mehr als 5 Schwangerschaften hinter sich hat (Purtscheller, 1985). Natürlich gibt es zahlreiche medizinische Umstände, die eine Frühgeburt begünstigen oder auslösen können, etwa eine vorzeitige Plazentalösung, eine Zervixinsuffizienz, eine Gestose, stumpfe Traumen durch Unfälle u. ä. Auch mutwillige Einflüsse, wie die Einnahme von Genussgiften, sind nicht zu unterschätzen. Seitens des Kindes können Fehl- und Missbildungen Grund für eine vorzeitige Geburt sein.

Metz (persönliche Mitteilung) schildert die Frühgeburt als an sich produktive Reaktion des Körpers zugunsten des Kindes. Das Kind wird vorzeitig «nach draußen geschickt», weil das Überleben des Kindes im Uterus nicht mehr gesichert werden kann. Nimmt die Gefahr intrauterin überhand, produziert der Körper Wehen und löst die Geburt aus. Nicht immer ist das Kind zu diesem Zeitpunkt jedoch schon vorbereitet auf diesen Schritt – dennoch scheint es, körperlich gesehen, keine Alternative zu geben. Es wäre nun jedoch zu einfach zu sagen, eine Frühgeburt könne man nicht verhindern, da sie ja körperlich «notwendig in Anbetracht der Gefährdung» sei. Viel eher muss man sich überlegen, wie es überhaupt zu dieser Gefährdung kam und ob diese selbst nicht zu verhindern gewesen wäre.

Soziale Faktoren

Selten sind die körperlichen Ursachen, die letztendlich für die Geburtsauslösung verantwortlich sind, von psychischen und sozialen Faktoren unabhängig. Mehrere Studien haben gezeigt, dass sich Frühgeburten häufiger in unteren sozialen Schichten finden (Münchner Perinatalstudie, 1975). Brey (1962) ist der Ansicht, dass die soziale Situation der Frau den Willen zum Kind mitbestimme. Frauen in schwierigen sozialen Lagen hätten weniger Zeit, sich auf die bevorstehende Geburt vorzubereiten, würden seltener an Geburtsvorbereitungskursen teilnehmen und weniger oder gar nicht zu den Schwangerschaftsvorsorgeuntersuchungen gehen. Hoyer/Thalhammer (1968) fanden, dass Mütter frühgeborener Kinder zum Zeitpunkt der Geburt seltener verheiratet waren als Mütter reifgeborener Kinder, wobei beide Gruppen gleich häufig unehelich konzipiert hatten.

Psychische Faktoren

Tulzer/Wancura (1971) stellten fest, dass 71% der von ihnen untersuchten Mütter die Frage «Ist Ihnen die Tatsache, schwanger zu sein, über den Kopf gewachsen?» mit «Ja» beantwortet hätten. Allerdings liegt hier kein Vergleich zu Müttern reifgeborener Kinder vor. Die Autoren glauben, zwei «Typen» von Frühgeborenenmüttern ermitteln zu können: zum einen diejenigen, für die das erwartete Kind extrem *unerwünscht* ist, da es «gefährdend für die Erhaltung des Lebensstandards und die Art der Lebensführung» sein könnte, und zum anderen diejenigen, für die das Kind mit einem Übermaß an Unsicherheit und Angst extrem *erwünscht* ist, so dass die Mutter schon vor der Geburt Züge einer *overprotective mother* aufweist (Tulzer/Wancura, 1971, S. 346).

Vieles weist darauf hin, dass die Einstellung zum Kind bzw. zur Schwangerschaft einen nicht unwesentlichen Einflussfaktor auf den Schwangerschafts- und Geburtsverlauf darstellt. So hat sich gezeigt, dass eine konfliktreiche oder ablehnende Haltung gegenüber dem Fötus häufig mit Störungen wie Erbrechen, Übelkeit, Blutungen, überstürzter und verzögerter Geburt und letztlich der Neigung zur Frühgeburt verbunden ist (Molinski, 1972, Gross, 1979, Laukaran, 1980).

2.3 Bedeutung für das Kind

All jene Prozesse, an die sich das neugeborene Kind im Rahmen seines «Hineingeborenwerdens in die extrauterine Welt» anpassen muss, stellen für den kindlichen Organismus eine große (wenngleich bewältigbare) Herausforderung dar, und können deshalb mit mehr oder weniger gravierenden Anpassungsstörungen verbunden sein. Der abrupte Übergang vom intra- zum extrauterinen Leben birgt für das Kind erhebliche Belastungen und Gefahren. Es ist innerhalb weniger Minuten gezwungen, eine eigene Atmung herzustellen; der Sauerstoffaustausch sowie die Zufuhr von Eiweiß und Glukose, aber auch die Entgiftung über die Plazenta wird mit dem Zerschneiden der Nabelschnur unterbrochen (Schulte/Spranger, 1992). Zu den grundlegenden Funktionen, die das Kind nach der Geburt selbstständig übernehmen muss, gehören die

- Atmung und Sauerstoffversorgung
- Temperaturregulation
- Nahrungsaufnahme und die
- Ausscheidung von Stoffwechselprodukten über Niere, Galle und Darm.

Dass diese zu vollbringenden Leistungen umso anfälliger für Störungen sind, je kleiner und unreifer der betreffende Organismus ist, liegt auf der Hand. Demnach lässt sich generell sagen, dass den Frühgeborenen vor allem die «ganz normalen Anpassungsprozesse» größere Schwierigkeiten machen als reifen Neugeborenen.

Im Folgenden wird beschrieben, was für unterschiedliche Bedürfnisse das Frühgeborene im Vergleich zum Reifgeborenen aufweist und wie mit diesen in den meisten Kliniken umgegangen wird. Sollte der Eindruck erweckt werden, die klassische Pflege beinhalte doch schon so viele «sanfte» Elemente, die den Bedürfnissen der Kinder entgegenkommen, so muss hier zu bedenken gegeben werden, dass viele dieser erfreulichen Maßnahmen bereits *Ergebnisse* der Pionierarbeit von Marina Marcovich darstellen. Zu der Zeit, in der die in dieser Studie untersuchten Kinder neugeborene Frühgeborene waren, unterschied sich die klassische Frühgeborenenpflege von jener von Dr. Marcovich sehr viel deutlicher. Hier soll jedoch der augenblickliche Zustand beschrieben werden, und dieser unterscheidet sich immer noch gravierend von jener Pflegesituation, wie sie bis 1994, vor nunmehr sieben Jahren (!), auf der Station von Dr. Marcovich vorzufinden war.

Aussehen

Frühgeborene unterscheiden sich von Reifgeborenen schon auf den ersten Blick. Ihre Haut ist häufig noch nicht rosig, sondern rot; die Hauttextur ist sehr dünn und häufig gelatinös-durchscheinend; über das Abdomen verlaufende Venen sind klar abgezeichnet. Häufig findet sich noch eine Lanugobehaarung am Rücken, auch der Kopfhaaransatz reicht weit in das Gesicht hinein.

Der Körper ist oft ödematös, es finden sich keine Fußsohlenfalten, und die Ohrmuschel ist noch flach und formlos und ohne Helix.

Während in den ersten Schwangerschaftsmonaten die Organbildung im Vordergrund steht, dienen die letzten Wochen eigentlich nur noch dem körperlichen Wachstum und dem «Reifen der Organfunktionen». Aus diesem Grund ist das frühgeborene Kind körperlich noch sehr klein und mager, die Extremitäten sind lang und dünn, der Kopf im Verhältnis zum Körper noch sehr klein. Die Gesichtszüge sind weit entfernt vom Kindchenschema, keine Pausbacken und Stupsnäschen, sondern zuweilen fast greisenhaft erwachsene Züge unterliegen dem Gesicht des Frühgeborenen. Auch hier gilt natürlich, je unreifer das Frühgeborene, desto mehr unterscheidet es sich äußerlich vom reifen Neugeborenen, und je später und reifer es geboren wird, desto mehr ähnelt es im Aussehen schon dem gesunden Reifgeborenen. Frühgeborene werden insgesamt als weniger hübsch angesehen, als irritierender und weniger liebenswert als Reifgeborene beschrieben (Frodi et al., 1978; Stern/Hildebrandt, 1984).

Zum Anblick des Frühgeborenen hinzu kommt die «Verkabelung» – Elektroden am Brustkorb, eventuell eine Magensonde durch die Nase, Beatmungstubus, Infusion, Pulsoxymeter, PCO_2-Sonde u.a. machen den Anblick des ohnehin schon kränklich, schwach und hilflos aussehenden Frühgeborenen besonders «intensiv».

Körperhaltung, -kontakt und -pflege

Legt man ein reifes Neugeborenes auf den Rücken, wird es mit angezogenen Beinchen und Ärmchen zur Seite kippen. Ein Frühgeborenes hingegen hat die Extremitäten nicht angezogen, sie fallen durch den geringeren Muskeltonus schlaff zu beiden Seiten in die sogenannte «Froschhaltung» (**Abb. 2**). Auch die Reflexe sind beim Frühgeborenen eingeschränkt.

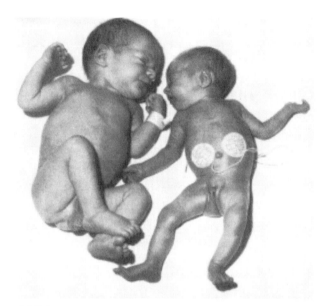

Abbildung 2: Typische Haltung eines Reifgeborenen (links) im Vergleich zur Froschhaltung des Frühgeborenen (aus: Schulte/Spranger 1992, S. 17).

Das sehr kleine Frühgeborene kann nicht aus eigener Kraft seine Lage verändern; es bleibt im Grunde genommen so liegen, wie man es abgelegt hat. Das reife Neugeborene kann den Kopf in Rückenlage zwar auch noch nicht sofort in der Mitte halten, dennoch fällt der Kopf nicht gänzlich zur Seite. Beim Frühgeborenen liegt der Kopf auch in Rückenlage zur Gänze auf der Seite, was auf Dauer dazu führt, dass die Schädelform typischerweise sehr schmal und länglich wird. Durch die fehlende Fähigkeit, sich selbst umzulagern, besteht beim Frühgeborenen – wie bei allen in ihrer Mobilisation beschränkten, bettlägerigen Patienten – stete Dekubitusgefahr (Wundsein durch Liegen).

Ältere oder reifere Frühgeborene fallen dadurch auf, dass sie, wenn sie gänzlich ungeschützt im Inkubator liegen, bald wild mit den Armen rudernd in eine Ecke des Inkubators gerutscht sind, weil ihnen die Begrenzung fehlt. An ihrem schrillen Geschrei und der sichtlichen Unruhe ist klar erkennbar, dass ihnen die ungeschützte Haltung nicht behagt.

In nahezu allen Kinderkliniken wird das Frühgeborene aus diesem Grund ganz gezielt «gelagert». Mit Rollen, Windeln, Stofftieren, einem «Nestchen» (u-förmiges Kissen) oder mit wassergefüllten Handschuhen wird das Kind so gelagert, dass die Extremitäten einigermaßen erhöht und angewinkelt sind, der Kopf nicht gänzlich zur Seite kippt und das Kind zudem eine «Begrenzung» erfährt. Physiotherapeuten (Meenen, persönl. Mitteilung) betonen auch die Notwendigkeit, dem Kind von Zeit zu Zeit die Hände zusammen zu führen oder es am Kopf und an den Fußsohlen anzufassen – damit das Kind seinen Körper wieder als Einheit erfährt und nicht als Komplex weit entfernter Einzelteile.

Zur Dekubitusprophylaxe, aber auch, weil gezeigt werden konnte, dass Kinder dann besser gedeihen und schneller zunehmen, werden sie auf ein Fell gelegt. Sind die Kinder nicht beatmet oder reicht ihre Stabilität aus, werden sie in vielen Kliniken den Müttern auf den Arm gegeben. Wirklicher Haut-an-Haut-Kontakt ist seltener, was jedoch auch daran liegt, dass die Kinder, solange sie noch nackt im Inkubator liegen, meist auch beatmet sind, und die meisten Kliniken einem Körperkontakt mit einem beatmeten Kind eher skeptisch gegenüber stehen, da befürchtet wird, der Tubus könne dabei herausrutschen. Ein weiterer Grund ist, dass die Schwester an Kinder, die eine instabile Atmung aufweisen und daher häufig parallel zu Bradykardien neigen, dann, wenn sie sich auf dem Arm der Mutter befinden, nur schwer herankommt, um eingreifen zu können. Häufig wird auch davon ausgegangen, dass Kinder auf dem Arm der Mutter zu mehr Instabilität und Zwischenfällen neigen als im ruhigen Inkubator. Dies bedeutet, dass die Mutter ihr Kind nicht selten erst dann richtig auf den Arm nehmen darf, wenn es vom Inkubator in das Wärmebett umgelegt wird, wenn es extubiert ist, wenn es angezogen ist – kurz gesagt, wenn es aus der «intensiven Phase» in die «allgemeine Pflegephase» überwechselt. Das kann jedoch mitunter Tage bis Wochen dauern. Auch Baden dürfen die Eltern das Kind erst in dieser Phase, da vorher das Baden und Wiegen eines «verkabelten» Kindes nur einer flinken Schwester zugemutet wird. Meist ist der unterschwellige Gedanke der, eine Mutter wäre zu unbeholfen, würde generell zu lange brauchen und das Kind unnötig strapazieren. Üblicherweise dürfen die Eltern ihr Kind einmal vor der Entlassung baden – zum «Üben» für zu Hause.

Der Kontakt mit dem Pflegepersonal ist auf die Pflegetätigkeit beschränkt; die Kinder werden nicht viel herum getragen und auch selten auf dem Arm getröstet. Sind sie unruhig, wird ihnen meist nur der Schnuller angeboten; manchmal wird ein Tuch durch den Schnuller gezogen, das um den Kopf bzw. Hals des Kindes gewickelt wird, damit der Schnuller nicht erneut herausfällt (was im Übrigen nicht ungefährlich ist!); nur gelegentlich wird das Kind kurz heraus- und auf den Arm genommen. Auf der Station herum getragen werden diese Kinder vor allem deshalb höchst selten oder gar nicht, weil eine Keimverbreitung von Zimmer zu Zimmer befürchtet wird.

Inkubatorumgebung und Reizstimulation

Das Neugeborene ist besonders gefährdet, Wärmeverluste zu erleiden, weil seine Körperoberfläche im Verhältnis zu seinem wärmeproduzierenden Körperkern sehr groß ist. Je leichter das Neugeborene, desto größer ist dieses Missverhältnis und damit die Hypothermiegefahr (Schulte/Spranger, 1992). Das reif geborene Kind kann den Wärmeverlust durch das Anziehen der Arme und Beine an den Körper einschränken. Dem Frühgeborenen steht jedoch, wie oben beschrieben, dieser Mechanismus nicht zur Verfügung. Es hat durch seine schlaffe Körperhaltung erst recht erhöht Wärmeverluste zu verzeichnen. Die Umgebungstemperatur, in welchem das Kind am wenigsten Energieaufwand zur Wärmeproduktion benötigt, liegt beim reifen Neugeborenen bei 32 Grad Celsius, für sehr unreif Frühgeborene bei 35-36 Grad Celsius.

Das Kind wird daher im Inkubator untergebracht, später im Wärmebett. Der Unterschied besteht in erster Linie darin, dass der Inkubator rundum geschlossen ist, was auch die Zuleitung von Sauerstoff in die Umgebungsluft des Inkubators erlaubt, während das Wärmebett allein die Funktion der Wärmezufuhr gewährleistet, da es oben offen ist. Der Inkubator hat an beiden Seiten je zwei «Bullaugen», d.h. runde Drehscheiben, die es im offenen Zustand erlauben, zweihändig im Inkubator zu hantieren, ohne dabei einen Wärmeverlust zu riskieren. Der Nachteil besteht jedoch darin, dass die Eltern ihr Kind ebenfalls nur durch diese Bullaugen anfassen können und es dabei nur durch die Scheibe des Inkubators sehen, es sei denn, sie schauen durch das Bullauge selbst. Da die Scheiben nicht dauernd offen bleiben sollen, ist dieser Kontakt jedoch auch beschränkt. Da der Inkubator Geräusche abdämpft, ist die Stimme der Mutter für das in ihm liegende Kind nur zu hören, wenn sie laut spricht (was man ja gefühlsmäßig dem Kind gegenüber nicht tun würde) oder wenn sie exakt vor dem Bullauge spricht. Dadurch wird das Diskriminieren von Stimmen und das konkrete Zuordnen von Stimmen zu bestimmten visuellen Stimuli, wie eben dem Gesicht, für das Frühgeborene nur schwer erlernbar (deJong, 1999). Im Wärmebett kann die Mutter das Kind, selbst wenn es nicht herausgenommen werden darf, ungehindert streicheln, es dabei ohne dazwischen liegende Scheibe ansehen, es küssen, sich mit ihrem Gesicht dem Gesicht des Kindes nähern und in der passenden Lautstärke sprechen.

Die Geräusche am Inkubator werden in seinem Inneren wesentlich verstärkt – das Platzieren von Gegenständen auf ihm, das Dagegenstoßen, das schnelle Schließen der Bullaugen ist in den Kindesohren als lauter Knall wahrzunehmen. Aus diesem Grund gilt es in den meisten Kliniken, diese Handlungen zu vermeiden. Denn es sind gerade die *plötzlichen* lauten Geräusche, die physiologische Reaktionen im kindlichen Organismus hervorrufen, wie etwa Zucken und Schreien, Herzjagen, erhöhte intrakranielle Drücke und damit im schlimmsten Fall Gehirnblutungen (deJong, 1999).

Die Lärmbelastung auf Neugeborenen-Intensiv-Pflege-Stationen (im Folgenden NIPS) entsteht in erster Linie durch die ständigen Alarme, die Geräusche der Maschinen (Beatmungsgeräte z. B.) und durch das Öffnen und Schließen der Inkubatorklappen (117–135 dB!). Zahr/Balian (1995) fanden, dass Lärm zusammen mit Pflegeinterventionen bei 20 % der Frühgeborenen zu einer verminderten Sauerstoffsättigung, bei 19 % zu einem Anstieg der Herzfrequenz und bei 17 % zu einer gesteigerten Respirationsrate führten.

Friedmann/Wertheimer (1981) untersuchten die sensorischen Reaktionsfähigkeiten von Frühgeborenen und fanden, dass die Kinder sich im taktilen Bereich nicht von Reifgeborenen unterschieden. Im auditiven Bereich zeigten die Frühgeborenen eine leicht verzögerte Reaktionsfähigkeit im Vergleich zu den reifen Neugeborenen. Im visuellen Bereich erwiesen sich die Reifgeborenen als weiter entwickelt und antwortbereiter als die Frühgeborenen.

Gottlieb (1971) stellte eine Reihenfolge der Reifung der sensorischen Funktionen für den Embryo auf. Zuerst entwickle sich im Uterus die taktile, dann die vestibuläre, anschließend die auditive und zuletzt die visuelle Reaktionsfähigkeit. Dies legt die Folgerung nahe, dass die Frühgeborenen in erster Linie auf taktile und vestibuläre Reize ausreichend reagieren, während sie mit auditiven und visuellen Reizen, wenn diese ein akzeptables Maß übersteigen, überfordert sein können. Speziell auf die Stimulation durch visuelle Eindrücke, die es nach seiner verfrühten Geburt vorfindet, scheint das Frühgeborene nicht ausreichend vorbereitet zu sein. Frühgeborene werden zu einem Zeitpunkt dem Tageslicht – und in der NIPS grellem Neonlicht – ausgesetzt, in der visuelle Stimulation von der Natur noch nicht vorgesehen ist (deJong, 1999). Da die Frühgeborenen meist auf dem Rücken liegen, blicken sie ständig in das die Stationsräume illuminierende Neonlicht. Hinzu kommt, dass die Kinder noch keine ausgereifte Pupillenreaktion haben und ihre Pupille tendenziell um 35 % mehr erweitert ist als beim reifen Neugeborenen (deJong, 1999). Zudem sind die Augenlider noch sehr dünn und somit durchlässig für visuelle Reize. Die meisten Kliniken haben sich diesen speziellen Bedürfnissen zumindest dahingehend angepasst, dass das Licht nur zu Pflegehandlungen im Zimmer voll eingeschalten wird, die Inkubatoren mit einem Tuch zugedeckt werden und vor allem nachts die Ausleuchtung der Räume reduziert wird. Bekommt allerdings ein Kind im Raum Phototherapie (Lampe mit ultraviolettem Licht zur Behandlung der Hyperbilirubinämie), wird zwar dem behandelten Kind eine Augenmaske angelegt, die Kinder nebenan im Bett sind dem grellen Licht jedoch ungeschützt ausgesetzt. Die häufige Komplikation bei Frühgeborenen, die *retrolentale Fibroplasie*, eine Augenerkrankung (die, da sie eigentlich eine Folgeerscheinung der maschinellen Beatmung darstellt, eingehender im Kapitel *Atmung und Beatmung* behandelt wird), wird mittlerweile auch im Zusammenhang mit der Lichtintensität auf NIPS diskutiert (Glass, 1985).

Hinzu kommt die Belastung durch Schmerzreize. Bei beatmeten Kindern werden mehrmals täglich die Blutgase untersucht; auch das Bilirubin wird aufgrund der Hyperbilirubinämie bei allen Kindern je nach Risiko täglich, bzw. alle paar Tage kontrolliert. Dies bedeutet einmal bis mehrmals täglich Blutabnahmen aus der Fingerbeere oder Ferse – ist venöses Blut verlangt, wird dieses aus den Venen des Handrückens entnommen. Weitere Schmerzen entstehen u. U. durch das täglich neue Schieben der Magensonde, das mehrmalige Absaugen des Tubus, das nicht immer gleichermaßen sanfte rektale Fiebermessen bei jeder Mahlzeit, eventuell liegende Verweilkanülen, das Entfernen und erneute Kleben von Fixierpflastern um Magensonde oder Tubus – allesamt unangenehme Reize, die täglich oder mehrmals täglich auf den kindlichen Körper einwirken.

Es klingt verwirrend, zum einen von einer Überstimulation durch die Reize in der NIPS zu sprechen, und gleichzeitig von einer Unterstimulation. Wenn den Kindern alle Reize zu viel sind, warum pocht man dann darauf, sie noch mehr zu stimulieren? Es müsste dann ja genau richtig sein, sie zu isolieren so gut man kann. Der Unterschied ist jedoch schnell erklärt. Der Schlüssel liegt in der *Art* der Reize – auf der NIPS kommt es offensichtlich zu einer Überstimulation mit künstlichen Reizen (Licht, Lärm, Schmerz, etc.), auf die das Kind nicht ausreichend vorbereitet ist, die also nicht zu seiner «erwarteten» Reizumgebung gehören, und gleichzeitig zu einer Unterstimulation mit natürlichen Reizen (Körperkontakt, Kommunikation, Geruch, Geschmack, Saugen, etc.), für die auch das Frühgeborene ausreichend gerüstet ist, und die es seiner Natur als Menschenkind gemäß auch erwartet.

Atmung und Beatmung

Das Atemzentrum des Frühgeborenen ist noch unreif, daher gelingt es dem Frühgeborenen häufig nicht, besonders nicht während des Schlafs, eine kontinuierliche Atmung aufrecht zu erhalten. Es treten in regelmäßigen (oder auch vollkommen unregelmäßigen) Abständen kurzfristige Atemstillstände (Apnoen) auf. Apnoen von kurzer Dauer sind in der Regel ungefährlich, der Sauerstoffgehalt des Blutes sinkt nur unwesentlich ab (Schulte/Spranger, 1992). Einher gehen diese Apnoen häufig mit Bradykardien (Pulsabfällen).

Hinzu kommt, dass dem sehr unreifen Frühgeborenen eine wichtige oberflächenaktive Substanz in der Lunge, der sogenannte *Surfactant-Faktor*, fehlt, der wie ein Film die Alveoleninnenwand auskleidet und dem Zusammenfallen der Alveolen in der Ausatmungsphase entgegenwirkt. Diese Substanz kann im Normalfall erst ab der 35. SSW in ausreichendem Masse gebildet werden (Schulte/Spranger, 1992). Erfolgt die Geburt vor diesem Zeitpunkt, kommt es aufgrund dieses Defizits zu Sauerstoffmangel und Kreislaufschock (Lüders, 1990). Ist die Frühgeburt bereits abzusehen, so wird die Mutter bereits vor der Geburt mit Medikamenten behandelt, die die Surfactant-Bildung beim Kind anregen. Eine weitere Komplikation ist dann die Absonderung von Eiweiß in die Alveolen, was die Ventilation zusätzlich behindert. Man spricht in diesem Fall von der *Hyaline-Membranen-Krankheit* (auch RDS: *respiratory stress syndrome* oder ANS: *Atemnotsyndrom*).

Wenn das Neugeborene ein bis zwei Minuten nach der Geburt trotz Stimulation durch Hautreize, Freisaugen der Atemwege und Sauerstoff durch die Maske nicht suffizient atmet, «wird eine *Überdruckbeatmung* unumgänglich» (Schulte/Spranger, 1993, S. 170). Das Kind wird tracheal intubiert und maschinell beatmet. Die Beamtung beinhaltet auch ein mehrfaches Absaugen durch den Tubus, während dessen der Tubus diskonnektiert werden muss und das Kind kurzfristig nicht beatmet ist, was für die meisten Frühgeborenen extremen Stress zur Folge hat, zumal das Absaugen selbst schon ein höchst unangenehmer Vorgang ist. Das Pflaster zur Befestigung des Tubus wird über Nase und Wangen geklebt, was nicht selten zu einem Dekubitus an der Nasenwand führt. Auch die Nasenlöcher werden durch den Tubus, auch wenn dieser der Größe des Kindes entsprechend ausgewählt wird, häufig auf Dauer erweitert. Zieht ein Kind sich den Tubus selbst heraus, so wird ein erneutes Intubieren notwendig. Die maschinelle Beatmung hat für das Handling des Kindes zur Folge, dass es nicht allzu sehr bewegt werden sollte, da die Gefahr des Herausrutschens des Tubus besteht. Dementsprechend kann das Kind nicht ohne weiteres gebadet, gewogen und, vor allem, der Mutter nicht auf den Arm gelegt werden. Die Sorge um den sorgsam gepflegten Tubus ist zu groß. Sollen Kinder bald extubiert werden oder brauchen sie nur eine leichte Atemhilfe, dann bietet sich das CPAP *(continuous positive airway pressure)* an, ein Beatmungsgerät, das nur mit zwei kurzen, sehr dünnen Schläuchen in die Nase mündet und somit von jeder Schwester problemlos entfernt und neu angebracht werden kann, ohne dem Kind Schmerzen oder Stress zuzumuten.

Die Langzeitbeatmung bleibt häufig nicht ohne Folgen. Durch die hohen Sauerstoffgaben kommt es nicht selten zu Schäden an den Augen, der sogenannten *Rethinopathia praematurorum* bzw. der *retrolentalen Fibroplasie*, bei der es durch Einsprossung von Blutgefäßen in den Glaskörper und aufgrund von Bindegewebsbildung zur Blindheit kommen kann (Lüders, 1990). Der Sauerstoff in Verbindung mit hohen Beatmungsdrücken führt auch zu Veränderungen im Lungengewebe. Dabei kann es vor allem nach einem schweren Atemnotsyndrom bei kleinen Frühgeborenen zu einem Lungenumbau kommen, den man als *bronchopulmonale Dysplasie* bezeichnet. Hierbei kommt es zum Verlust von Lungengewebe mit den entsprechenden Konsequenzen für Atmung und Kreislauf. «Der Sauerstoff ist deswegen als Medikament zu betrachten.» (Lüders, 1990, S. 43)

Ein Grund für zu hohe Sauerstoffgaben ist ein Problem, das durch die Geräte entsteht, mit denen der Sauerstoffgehalt des Blutes kontrolliert wird. Das *Pulsoxymeter*, das revolutionär Einzug hielt in die Kinderkliniken, weil es dem Kind keine Schmerzen bereitet und einfach zu handhaben ist, weil es nur mit einer Lichtsonde arbeitet, hat jedoch den Nachteil, dass es nur die Sättigung der Blutkörperchen mit Sauerstoff misst, die dann in Prozent abgelesen werden können. Was nicht gemessen wird, ist der im Blut frei «mitschwimmende» Sauerstoff: das Gerät kann maximal 100 % Sättigung melden, was jedoch an freiem Sauerstoff zusätzlich vorhanden ist, kann nicht festgestellt werden. Daher werden häufig sogenannte *transkutane Sauerstoffmessungen* vorgenommen. Die entsprechenden Sonden werden auf die Haut geklebt und erwärmen sich, um die Durchblutung zu fördern und dann exakt den insgesamt vorhandenen Sauerstoff (bzw. den Sauerstoffpartialdruck) zu messen. Wird die Sonde jedoch nicht regelmäßig versetzt, erleiden die Kinder nicht selten an den entsprechenden Stellen Verbrennungen. Dies lässt sich verhindern, wenn man beim Pulsoxymeter die Alarmgrenze auf Werte zwischen 95 bis 98 % stellt – dies verhindert ebenfalls eine erhöhte Sauerstoffzufuhr und fügt dem Kind keine Schmerzen zu.

Ernährung und Stillen

Üblicherweise erhält jedes Frühgeborene nach Einlieferung in die NIPS eine Infusion gelegt – zum einen als potentiellen Venenzugang für möglicherweise zu einem späteren Zeitpunkt benötigte medikamentöse Therapien, zum anderen zur Sicherstellung einer ausreichenden Flüssigkeitszufuhr. Beim Säugling bieten sich die Venen des Handrückens oder der Stirn für diesen Zweck an. Soll ein Herzkatheter gelegt werden (dieser ermöglicht die Lieferung der Medikamente auf direktem Weg ins Zentrum des Blutkreislaufs, also das Herz), so bietet sich hierfür eher die Ellenbeugenvene an. Dies betrifft vor allem Kinder unter 1500 g; sie erhalten über diese Zugänge parenterale Ernährung, bestehend aus Glukoselösungen, eventuell mit Zusätzen, in Verbindung mit Lipiden und Vitaminen.

Allen Kindern wird automatisch eine Magensonde geschoben, erstens, um den Lackmustest durchzuführen (das bedeutet, der aus der Sonde abgezogener Magensaft, auf Lackmuspapier geträufelt, ermittelt den Säuregehalt des Magens und damit seine Verdauungsbereitschaft), zweitens, um die ersten Tage nach der Geburt den Magenrest kontrollieren zu können. Die Magensonde wird täglich bis zweitäglich gezogen und neu gelegt. Kinder unter 1500 g erhalten die ersten Tage bis Wochen unter Umständen keinerlei orale Nahrung, zum einen weil kein ausreichender Saugreflex angenommen wird, zweitens aus Furcht vor einer Überlastung der noch unreifen Verdauungsorgane und Komplikationen wie einer NEC (nekrotisierende Enterokolitis). Der Nahrungsaufbau erfolgt langsam, zunächst mit Glukoselösung, über sehr hoch verdünnte hypoallergene Spezialnahrungen (*alfaré* o. ä.) bzw. Muttermilch. Bei sehr kleinen Frühgeborenen wird die Nahrung sondiert, bis die Kinder genug Saugreflex zum Selbertrinken entwickelt haben. Dies wird ihnen meist nicht zugetraut, solange ihr Gewicht unter 1500 g liegt. Hinzu kommt, dass die Kinder häufig beatmet sind und sediert werden müssen, damit sie sich den Tubus nicht herausreißen oder gegen das Beatmungsgerät anatmen – dadurch sind die Kinder natürlich nicht in die Lage versetzt, eine ausreichende Saugtätigkeit zeigen zu können.

Daraus folgt, dass die Kinder zum Teil wochenlang, selbst wenn sie schon Nahrung neben der Infusion erhalten, kein Geschmacks- und Saugerlebnis haben. Dies wiederum führt dazu, dass sie, wenn ihnen orale Nahrung zugeführt wird, meist wirklich schlecht und langsam trinken, den Sauger ausstoßen oder ihre Zungenbewegung unproduktiv erfolgt. Unter 1500 g wiegende Kinder werden nur in Sonderfällen an die Brust gelegt. Zum einen bedingt durch die erwähnte Annahme, der Saugreflex würde ohnehin nicht ausreichen, zum anderen durch die Befürchtung, das Stillen würde das Kind zu sehr strapazieren und eine eventuell instabile Atmung wäre durch das An-der-Brust-Liegen und Saugen erst recht gefährdet. Kinder über 1500 g Geburtsgewicht erhalten unter Umständen bereits sehr bald Glukose in kleinen Mengen aus der Flasche angeboten. Der Nahrungsaufbau erfolgt schneller als bei den ganz kleinen Frühgeborenen; wenn die Mutter nicht stillen möchte, werden die Kinder statt mit Muttermilch mit einer speziellen Säuglingsmilch für Frühgeborene ernährt.

Zum wirklichen Anlegen des Kindes kommen die Mütter meist erst in den letzten Tagen oder Wochen vor der Entlassung, vor allem deswegen, weil die Kinder dann für ausreichend saugkräftig gehalten werden und außerdem aus dem Grund, dass die Kinder dann nicht mehr beatmet und weniger «verkabelt» sind, so dass das Anlegen rein technisch einfacher zu handhaben ist und damit auch der Mutter zugetraut wird. Der Wert der Muttermilchernährung wird in nahezu allen Kliniken anerkannt, vor allem in Anbetracht der nicht zu verleugnenden Vorteile in bezug auf die Empfindlichkeit des noch unreifen Verdauungssystems. Die Mütter werden daher in den meisten Kliniken stark angeregt, Muttermilch zu bringen, damit das Kind damit ernährt werden kann. Der Wert des Stillens an sich im Sinne des tatsächlichen Anlegens des Kindes an die Brust wird zwar prinzipiell anerkannt, jedoch in Relation zu anderen Notwendigkeiten in der Behandlung und Genesung des Kindes weit hintangestellt. Zunächst müsse das Kind stabil und kräftig genug werden, dann könne man immer noch mit dem Stillen beginnen. Der dem unterliegende Gedanke ist: «Probieren Sie es, aber wenn es nicht klappt, dann lassen Sie es, ihr Kind wird auch mit industrieller Milch groß.» Meist wird betont, die verstärkte Anregung zum Stillen würde die Mutter unnötig unter Leistungsdruck stellen. Unterschätzt wird jedoch die Tatsache, das die Muttermilch für die Mutter das einzig Greifbare ist, womit sie ihrem Kind in dieser Zeit, in der sie so hilflos ihr Kind den Fachleuten überlassen muss, ganz konkret helfen kann. Es kann eine Mutter stark motivieren, wenn ihr gegenüber immer wieder betont wird, dass ihre Milch so wichtig sei für ihr Kind und sie ihm damit hilft.

Dies ist an sich auch möglich; viele Mütter schaffen es, auch nach vielen Wochen Abpumpen, ihr Kind mit einer so erstaunlichen Geduld und Beharrlichkeit anzulegen, dass es sich ans Stillen gewöhnt, die beiden eine erfolgreiche Stillbeziehung eingehen und noch Wochen nach der Entlassung stillen. In Anbetracht der ohnehin extremen physischen wie psychischen Belastung der

Mutter durch die Frühgeburt (wird im Folgenden noch genauer beschrieben) schaffen es viele Mütter nicht, mit dem Abpumpen lange durchzuhalten und geben schließlich auf. Meist wird angegeben, nicht genug Milch zu haben, was unter diesen Umständen sogar stimmen kann, da die psychische Belastung der Milchbildung entgegenwirken kann. Die Etablierung von Stillberaterinnen an immer mehr Kliniken wirkt hier förderlich, da die Mütter damit für diese Aufgabe den Rücken gestärkt bekommen und ihnen das Stillen immer wieder als erstrebenswertes Ziel vor Augen gehalten wird. Dem Pflegepersonal sind die Stillberaterinnen oft nur ein Dorn im Auge, da die intensivere Begleitung der ersten Stillversuche bei einem Frühgeborenen «den Betrieb aufhält». Stillen lernen braucht aber nun einmal Zeit, speziell nach so langer Zeit und mit einem kranken oder schwachen Frühgeborenen. Da ist es einfacher, abgepumpte Milch aus der Flasche zu geben oder überhaupt Flaschennahrung zu füttern. Viele Mütter fangen das wirkliche Stillen nie an und ernähren ihr Kind mitunter auch zu Hause noch monatelang mit abgepumpter Muttermilch. Der Großteil der Frühgeborenenmütter jedoch gibt das Stillen bereits kurz nach der Geburt auf, spätestens aber wenige Wochen nach der Entlassung.

Kommunikation und Interaktion

Frühgeborene Kinder sind in ihrem Verhalten weniger kontrolliert, weniger aufmerksam und können Bedürfnisse weniger klar deutlich machen als Reifgeborene (Beckwith/Chen, 1978, DiVitto/Goldberg, 1979). Sie reagieren auf Stimuli entweder übersensibel, inadäquat oder verlangsamt, ihre Kapazität für Signalaufnahmen ist reduziert (Gorski et al., 1979). Die Reaktionen erfolgen überwiegend mit dem ganzen Körper, in fahrigen, unkoordinierten Bewegungen (Als et al., 1979).

Das Schreimuster Frühgeborener unterscheidet sich von dem Reifgeborener dahingehend, dass ihres unangenehm hoch und eher unharmonisch ist (Zeskind/Lester, 1978; Miranda/Hack, 1979) und daher eher aversiven Charakter besitzt (Frodi et al., 1978). Zudem zeigen Frühgeborene ein allgemein verringertes Aktivitätsniveau (Brown/Bakeman, 1980; Goldberg et al., 1980), Störungen im Schlaf-Wach-Rhythmus und verlängerte Schreiphasen.

Sie lassen sich nicht so leicht in soziale Interaktionen verwickeln (DiVitto/Goldberg, 1979), zeigen weniger positive Affekte (Field, 1979), werden leichter überstimuliert und sind schwieriger zu beruhigen, wenn sie aus dem Gleichgewicht gebracht wurden (Easterbrooks, 1989).

Dieses veränderte Kommunikationsverhalten hat verständlicherweise Folgen für die Interaktion mit Pflegepersonen. Es wurde beobachtet, dass Mütter von Frühgeborenen zu Überstimulation, besonders im Verbalverhalten, und zu Überfürsorglichkeit *(overprotectiveness)* neigen (Field, 1980; Goldberg, 1979). Die Autoren interpretieren dies im Rahmen eines motivationspsychologischen Ansatzes als Versuch, mangelndes Interaktionsverhalten des Frühgeborenen auszugleichen. Als Folge dieser Überaktivität reagieren Frühgeborene mit erhöhter Passivität und Rückzug aus der Interaktion. Goldberg (1979) beschreibt als Konsequenz des Verhaltens der Mütter – entgegen einer wegen des Ausbleibens des Erfolgs eigentlich zu erwartenden Aktivitätsminderung – eine erneute Überstimulation infolge eines gesteigerten Gefühls von Inkompetenz und Hilflosigkeit.

Die Bedeutung der äußeren Umstände, wie etwa der Inkubatorunterbringung, wurde bereits erläutert. DiVitto/Goldberg (1979) und Field (1979) zeigen, dass Mütter von Frühgeborenen ihr Kind signifikant weniger in der *en face*-Position halten als Mütter reifgeborener Kinder (Abb. 1). (Das Gleiche gilt vermutlich für Pflegepersonal, hierzu gibt es jedoch noch keine konkrete Untersuchung.) Die Tatsache, dass die Mütter durch die beschriebenen Besonderheiten der Inkubatorpflege daran gehindert sind, sich ihrem Kind von Anfang an frontal zu nähern, mag auf Dauer diese Konsequenzen haben.

Bisher kann nicht entschieden werden, ob die verringerte Reagibilität und Spontanaktivität von Frühgeborenen eher die Folge reifungsbedingter bzw. physiologischer Begleitumstände oder die Auswirkung der emotionalen und sozialen Isolierung im Inkubator ist (Bölter, 1984). Brazelton et al. (1975) und Keller (1979) beschreiben schon für die ersten Lebenswochen eine Interaktionsbereitschaft und -fähigkeit bei den Kindern. So stellt sich die Frage, ob die Intensivbehandlung neben den sensorischen Modalitäten auch das (damit verbundene) Interaktionsverhalten einschränkt.

2.4 Bedeutung für die Mutter

Spätestens von dem Zeitpunkt der ersten spürbaren Kindsbewegungen (ca. 18.–20. Schwangerschaftswoche) und des zunehmenden Leibesumfangs an wird das Kind für die Mutter spürbare Realität. Sie erlebt nun «hautnah» die Einheit mit ihrem Kind, die Tatsache, dass vieles von dem, was sie tut, auch ihr ungeborenes Kind beeinflusst. Die beiden erleben eine Phase der Symbiose, die Mutter erlebt das Kind als Teil ihrer selbst, im Sinne eines «du in mir – wir». Zu dieser Zeit beginnen die ersten Vorstellungen der Mutter von ihrem Kind konkret zu werden: wie es wohl aussieht, welchen Charakter es wohl hat. Mit Fortschreiten der Schwangerschaft und dem immer deutlicher spürbaren Kind und dessen Bewegungen beginnt die Mutter langsam, ihr Kind als eigene Persönlichkeit wahrzunehmen. Sie spürt, wann es sich mehr bewegt und wann weniger, wann es sich «aufregt» und wann es sich «beruhigt» – daraus folgen erste Verhaltens- und Charakterzuschreibungen. Nicht selten wird zu diesem Zeitpunkt ein Ungeborenes schon als temperamentvoll oder besonders ruhig beschrieben, es wird erörtert, was das Kind mag und was nicht, kurzum: das Kind wird als eigener kleiner Mensch akzeptiert, und nicht mehr so sehr als Teil der Mutter (Bölter, 1984; Purtscheller, 1985). Auch beginnt zu dieser Zeit die Schwangerschaft zunehmend beschwerlicher zu werden, was den Prozess der inneren Lösung vom Kind erleichtert. In dieser letzten Schwangerschaftsphase kommt es daher zu einer inneren Loslösung vom Kind, zu einer Akzeptanz des «ich bin ich und du bist du». Dies bildet die Basis der inneren Vorbereitung auf die Geburt und des Lebens mit dem Kind.

Die Frühgeborenenmutter erlebt das jähe Ende ihrer Schwangerschaft meist noch in jenem Zeitraum, in dem sie gerade erst begonnen hat, die Einheit, die Symbiose mit dem Kind genießen zu lernen und sich auf die Schwangerschaft intensiv einzulassen. Die innerliche Loslösung vom Kind ist noch nicht vollzogen. Dies hat mehrere Folgen. Zum einen ist die Mutter innerlich noch nicht vorbereitet auf das Ende ihrer Schwangerschaft, auf die Entlassung ihres Kindes aus ihrem Körper. Da die meisten Frühgeburten durch Kaiserschnitt auf die Welt kommen, und das Kind häufig sofort verlegt wird, bekommt die Mutter das Kind meist nur einen kurzen Augenblick lang zu Gesicht, bevor es in die Kinderklinik gebracht wird. Die Mutter liegt nun allein in der Geburtsklinik – nicht mehr schwanger, aber auch nicht mit Kind. Die Mütter fühlen sich leer, oft glauben sie sogar, man hätte ihnen den Tod ihres Kindes verschwiegen und sie hätten gar kein lebendes Kind auf der Kinderstation (deJong, 1999). Nach Bölter (1984) kommt es hier zu einem doppelten Objektverlust: zum Verlust des phantasierten Objekts und aller auf das Kind projizierter positiver Eigenschaften kommt der unmittelbar darauffolgende – obwohl passagere – Verlust des realen Objekts durch die neonatologische Erstversorgung und die Verlegung des Kindes auf die NIPS.

Im Gegensatz zur abgeschlossenen Schwangerschaft hat die Mutter eines um viele Wochen zu früh geborenen Kindes nicht genügend Zeit, ihr Kind wenigstens teilweise aus ihrer narzisstischen Liebe zu entlassen und mit dem notwendigen Maß an Objektliebe zu besetzen, die es erlaubt, dieses Kind als ein von ihr getrennt existierendes reales Wesen zu erleben. Sie erleidet durch die Geburt den Verlust eines Teiles ihres Körpers, ihres Organismus – dieses Empfinden ist verbunden mit dem Gefühl der Unwirklichkeit, als sei das Kind kein reales Wesen, nicht vorstellbar, und als sei ihr etwas essentiell wichtiges verlorengegangen oder geraubt worden. Dieses durch Mangel an Objektliebe geförderte Gefühl der Unwirklichkeit wird durch die Trennung weiter verstärkt. (Nöcker-Ribaupierre, 1995, zitiert aus deJong, 1999, S. 19 f.)

Hunziker und Largo (1986) beschreiben drei Gefühlsempfindungen, die für die Mutter nach der Geburt eines Risikokindes vorrangig von Bedeutung sind:

- *Angstgefühle:* Diese beinhalten die Angst um das Genesen und Überleben des Kindes, aber auch die Angst vor bleibenden Schäden, vor Behinderungen, sowie die Angst vor dem Tod des Kindes.
- *Niedergeschlagenheit:* Die Stimmung der Mütter zeichnet sich aus durch Schlafstörungen und innere Unruhe trotz Müdigkeit und Energieverlust, Essunlust, Unfähigkeit, sich auf andere Dinge zu konzentrieren. Die Mütter fühlen sich wie gelähmt und niedergeschlagen.
- *Gefühle des Ungenügens:* Hier kommen Gefühle des Versagens und der Schuld zum Tragen. Die Mutter hat es nicht «geschafft», ihre Schwangerschaft bis zum Ende auszutragen, ein gesundes und hübsches, rundes, rosiges Neugeborenes zu «produzieren», und ist dazu noch nicht in der Lage, sich selbst um ihr Kind zu kümmern, sondern ist auf die Hilfe anderer angewiesen. Außerdem habe viele Mütter das Gefühl, sich vor den Angehörigen rechtfertigen zu müssen. Und vielleicht am schlimmsten ist die Tatsache, ihr Kind gar nicht richtig zu «kennen», da sie es anfangs nur auf Polaroidfotos, später nur durch den Inkubator zu sehen bekommt.

Nach Bölter (1984) ist die Empfängnisfähigkeit der Frau für sie in weitaus geringerem Maße eine psychobiologische und letztlich sexuelle Aufwertung wie die Zeugungsfähigkeit für den Mann.

> Die Frau hat den Nachweis ausreichender biologischer Funktionen während der gesamten Schwangerschaft zu führen und muss ihn durch die Verquickung biologischer und emotionaler Anforderungen im Aufwachsen des Kindes permanent neu erbringen. (Bölter, 1984, S. 12).

Dabei stellt die Geburt einen vorläufigen Höhepunkt dar. Es scheint demnach die Frühgeburt – sowohl in psychosozialer Hinsicht wie auch in bezug auf das Selbstbild – der Frau das Gefühl zu vermitteln, den biologischen Anforderungen der Mutterschaft nicht genügt zu haben. Sowohl die nicht ausgetragene Schwangerschaft als auch die mangelnde Lebensfähigkeit und das Aussehen des Kindes tragen dazu bei, dass die Mutter die Frühgeburt als narzisstische Kränkung erlebt (Bölter, 1984). Auch die Konfrontation mit noch schwangeren Müttern sowie Wöchnerinnen mit ihrem Baby auf der Geburtsstation macht der Mutter täglich aufs Neue ihr (scheinbares) Versagen deutlich.

Die Eltern werden in einen Kreislauf von sorgenvollen Gefühlen geworfen: Schock, Verdrängung (die sich häufig darin manifestiert, dass die Eltern sich zwanghaft mit der Therapie des Kindes und weniger mit ihm selbst und seiner Genesung beschäftigen), Schuldgefühle («Was habe ich falsch gemacht?»), Zorn (auf das Baby, auf den Partner, auf sich selbst), Traurigkeit (die häufig die Distanz zwischen Mutter und Kind erst recht schürt), Feilschen («Ich werde ihm die tollste Mutter sein, wenn es das hier nur überlebt!») und Angst. Angst und Schuld liegen nach Bölter (1984) nah beieinander. Die Lebensgefährdung des Kindes, sein äußerlich aversives Aussehen (Frodi et al., 1978) und die notwendige Abschirmung lösen in der Mutter aggressive Impulse aus. Diese wiederum führen zu Schuldgefühlen. Neben der tatsächlichen Angst um das Kind kann ein Teil dieser Angst auch als Abwehr gegen die eigene aggressiven Impulse verstanden werden (Bölter, 1984). Bei einer normalen Geburt eines reifgeborenen Kindes ist die Angst vor Tod oder Behinderung zwar auch vorhanden, doch das Erfolgserlebnis erfolgreicher biologischer Fähigkeiten löst diese Ängste bereits in den ersten Minuten nach der Geburt auf.

Dunitz und Scheer (1998) betonen des weiteren die Problematik der Kommunikation zwischen Ärzten und Eltern. Die Eltern sind den Informationen der Schwestern und vor allem der Ärzte ausgeliefert – mangelnde Fachkenntnis und der Wunsch, das Beste für das Kind zu tun, macht die Eltern wenig emanzipiert im Gespräch mit dem Klinikpersonal. Nicht alle Ärzte drücken sich für die Eltern verständlich aus. Werden die Eltern um ihr Einverständnis gebeten für bestimmte Behandlungsmethoden, so fühlen sie sich oft überfordert und fügen sich meist dem Vorschlag der Ärzte, aus Angst, ihrem Kind eventuell eine wichtige Hilfe auszuschlagen. Dadurch steigert sich bei den Eltern das Gefühl von Hilf- und Machtlosigkeit in der Erfüllung ihrer elterlichen Sorge. Andererseits besteht, selbst wenn sich ein Arzt klar und deutlich ausdrückt, die Unsicherheit bezüglich der Bedeutung, die oftmals unklare Prognose und die Schwierigkeit, die langfristige Auswirkung auf das betroffene Individuum und dessen Familie einzuschätzen (Dunitz/Scheer, 1998). Dies führt zu Verwirrung und Unsicherheit.

> Zu einem inneren Dialog, der Wiederholung beängstigender und beruhigender gehörter Worte gesellt sich ein Wirbelsturm der Gefühle: Schuldgefühle, Verlustgefühle, Liebesgefühle, Trauergefühle, existentielle Infragestellung der eigenen Identität. (Dunitz/Scheer, 1998, S. 156)

Klaus und Kennel (1983) betonen die Bedeutungsbeimessungen von Frühgeborenenetern gegenüber den Aussagen des Klinikpersonals. Die Mütter seien so abhängig von und «gierig» auf Informationen, dass sie oft auch achtlos hingeworfenen Nebensätzen große Bedeutung zumessen und diese noch Jahre später rekapitulieren. Die Autoren geben daher zu bedenken, Aussagen über Aussehen, Temperament, Zustand, und Prognose des Kindes sowie Kommentare über das Verhalten der Eltern nur wohlüberlegt in Anwesenheit der Eltern zu äußern. Schon Aussagen wie: «Da haben Sie aber eine Hysterische!», können erstens das Bild der Mutter von ihrem Kind, welches sie ohnehin erst lieb gewinnen muss, erneut erschüttern; zudem werden durch solche Äußerungen oft Einbahnstraßen gelegt für den Umgang mit dem Kind und dessen Verhaltensinterpretation nach der Entlassung. Nicht selten kommt es infolgedessen zu einer selektiven Wahrnehmung seitens der Mutter. Auch mit Aussagen über die Folgen und Risiken sollte bei aller Wahrheitsverpflichtung vorsichtig umgegangen werden.

Ich erinnere mich an den Fall eines frühgeborenen Mädchens, das bereits kurz vor der Entlassung stand und bei dem nach einer gewissen Krampfneigung eine sogenannte Leukomalazie festgestellt wurde. Es handelte sich um ein bildhübsches Mädchen, das bereits alle Untergewichtigkeit aufgeholt hatte und das eine sehr kooperative, freundliche und engagierte Mutter hatte. Die Mutter war bereits in Vorfreude auf die baldige Entlassung, da wurde sie zu einem Ärztegespräch gerufen, bei dem ihr die Diagnose der Leukomalazie mitgeteilt wurde. Die Mutter kam tränenüberströmt ins Zimmer zurück und berichtete, man hätte ihr gesagt, sie solle damit rechnen, dass ihr nun quicklebendig im Bett liegendes Baby in einem halben Jahr vermutlich spastisch gelähmt sein dürfte. Monate später traf ich die Mutter zufällig in der U-Bahn mit ihrer Tochter, die zu einem hübschen und vor allem kerngesunden Kleinkind herangewachsen war. Die Mutter hatte nach der Entlassung sofort verschiedene Förderungsmaßnahmen an einem sozialpädiatrischen Zentrum wahrgenommen, ihr Kind war alles andere als spastisch gelähmt, es war kerngesund.

Bei diesem Beispiel handelte es sich um eine sehr starke und engagierte Mutter, die sich auch von dieser schlechten Prognose nicht beeinträchtigen ließ. Doch das ist sicher die Ausnahme. Viele Eltern hätten nach dieser Prognose vermutlich jegliches Engagement für das Kind aufgegeben und eher nach Betreuungsplätzen Ausschau gehalten. Dies legt nahe, in der Kommunikation mit den Eltern die Fähigkeit zur Perspektivenübernahme nicht zu vernachlässigen und sich zu überlegen, wie das Gesagte wohl auf die Mutter/den Vater wirken dürfte.

3. Der «sanfte» Weg – Die Methode Marcovich

Für mich ist unsere Art, mit Frühgeborenen umzugehen, einfach ein Stück Selbstverständlichkeit – basierend auf Erfahrung, Vertrauen und Liebe. Mit «Alternativmedizin» hat das nichts zu tun. Oder sollte es «alternativ» sein, auf die Bedürfnisse des Kindes und seiner Eltern einzugehen? (Marcovich 1999, S. 85)

3.1 Einleitung

Dr. Marina Marcovich, bis 1994 Leiterin der neonatologischen Intensivstation (NIPS) des Mautner-Markhof, entwickelte eine Behandlungsmethode für Frühgeborene und untergewichtige Neugeborene, welche eine menschlichere Umgangsweise mit dem Kind fordert, um eine optimale Entwicklung des Kindes zu gewährleisten und langfristig die Säuglingssterblichkeit sowie die Kurz- und Langzeitmorbidität zu senken.[4] Trotz der Tatsache, dass sie selbst aus der Schulmedizin kommt, begann sie zunehmend mehr in die Lebenskraft der Kinder zu vertrauen, in deren Fähigkeit, aufzuholen – und zwar nur mit wenig oder sogar gänzlich ohne die Hilfe invasiver medizinischer Maßnahmen. 1993 präsentierte sie Ergebnisse, die sich sehen lassen konnten. Ihre Vorgangsweise schien sich selbst zu bestätigen. Dennoch bot ihr Ansatz Anlass für heftige Kontroversen – von den einen heftigst gelobt und gepriesen, von den anderen verlacht, kritisiert und verklagt. Eltern, Psychologen, Ethologen und Pflegepersonal waren begeistert – die ärztliche Kollegenschaft jedoch sahen Marcovich's Vorgangsweise als schändlichen Kunstfehler und unverzeihliches ärztliches Fehlverhalten an. Nach dem Tod von Vierlingen wurde sie entlassen und ihr Fall vor Gericht gebracht – allerdings nicht von den Eltern dieser Kinder – die standen felsenfest hinter Marcovich; sondern von ihren ärztlichen Kollegen. Bis heute konnte ihr jedoch keine Schuld nachgewiesen werden und wurde keine Anklage erhoben. Die Causa Marcovich wurde ein Thema politischen und öffentlichen Interesses. Ihre «sanfte Frühgeborenenpflege» wird mittlerweile nicht nur unter dem Pflegepersonal sondern auch zunehmend von Ärzten positiv angenommen und immer mehr Kliniken übernehmen Ansätze ihrer Behandlungsmethode in ihre Pflege- und Behandlungsstandards.

---

[4] Die Methode von Dr. Marcovich wird hier so beschrieben, wie sie selbst (1999) ihre Vorgehensweise schildert. Inwiefern diese Behandlung tatsächlich im Einzelnen so durchgeführt wurde, ist von der Verfasserin nicht nachprüfbar. Es kann hier nur davon ausgegangen werden, dass die Behandlung tatsächlich so gehandhabt wurde, wie sie von Dr. Marcovich in der Öffentlichkeit beschrieben wurde.

3.2 Indikation zur Verlegung in die Kinderklinik

Der Einsatz der Neonatologen auf der Geburtsstation gleicht nach Marcovich zumeist einem eher dramatisch anmutenden Auftritt, dem Auftritt der «Schiedsrichter» (Marcovich, 1999), die darüber entscheiden, ob und wie lebensfähig das soeben geborene Kind nun ist und ob es bei der Mutter verbleiben darf, oder, ebenso dramatisch, ohne Abschied von der Mutter, im Transportinkubator in die Kinderklinik verlegt werden muss.

Nach Marcovich (1999) sollte sich das neonatologische Notfallteam in der Geburtshilfe eher als «Dienstleistungsbetrieb» und «wohlwollende Rückendeckung» (1999, S. 91) verstehen denn als großmächtige Retter. Das bedeutet, dass das Notfallteam sich im Hintergrund halten sollte, bis sein Einsatz notwendig wird, und es sich im Einsatzfall ohne Eile, Hektik und Aufsehen zu erregen ihrer Arbeit widmen sollte. Nebenbei sollten die Eltern nicht vergessen werden, die nach den Strapazen der – noch dazu völlig unerwarteten – Geburt ängstlich und wie gelähmt dem Geschehen beiwohnen und ängstlich darauf warten, von irgendjemandem Informationen über den Zustand ihres Kindes zu bekommen.

Die Erstversorgung im Kreissaal durch den Neonatologen der Kinderklinik bringt nach Marcovich (1999) den Vorteil mit sich, dass nur Kinder verlegt werden müssen, die der Neonatologe selbst für behandlungsbedürftig einstufe. So hat er durch Art und Qualität seiner eigenen Erstversorgung die Möglichkeit, über die Verlegungsnotwendigkeit des Kindes zu bestimmen, und ist nicht der mangelhaften, weil eventuell unnötig invasiven, Erstversorgung eines anderen Arztes unterworfen. Dies gibt ihm außerdem die Möglichkeit, die «magische Gewichtsgrenze von 2500 g» (Marcovich, 1999, S. 93) zu durchbrechen, wenn das Kind gesund ist, selbstständig und kräftig atmet, trinken kann und vital und lebendig ist – unabhängig davon, ob es nun 1700, 2000 oder 2600 g wiegt. Es mag dem Personal des Kinderzimmers der Geburtsklinik etwas mehr Aufwand bereiten, da auch das vitale frühgeborene Kind seine Grenzen hat; es mag langsamer trinken oder bekommt eventuell einen stärkeren Ikterus. Aber mit der nötigen Betreuung durch der Mutter und die Schwestern, sowie mit der Option, das Kind sekundär zu verlegen, falls es allein es doch nicht schaffen sollte, ist es durchaus möglich, auch ein frühgeborenes Kind bei der Mutter zu belassen.

So geschehen bei Frau I., die 1994 in der 36. SSW per Kaiserschnitt ein Zwillingspärchen entbunden hatte – der Junge wog 2640 g (Apgar 9/10/10), das Mädchen 1860 g bei einem Apgar von 8/9/10. Die betreuende Dr. Marcovich entschied, beide Kinder bei der Mutter zu lassen, obwohl nur das eine das «magische Grenzgewicht» von 2500 g erreichte. Die Kinder verbrachten die erste Nacht im Wärmebett, ansonsten fütterte, wickelte und badete die Mutter ihre Kinder selbstständig, soweit es ihr der Kaiserschnitt erlaubte. Es zeigten sich keinerlei Komplikationen, die Kinder mussten nicht sekundär verlegt werden, die Mutter kam mit der Versorgung gut zurecht.

Letztlich darf nicht vergessen werden, dass die Kinder, wenn sie ausreichend vital und stabil sind, nirgendwo unter so engmaschiger Beobachtung stehen wie bei ihrer Mutter, die sich nur um sich selbst und ihr Kind, und eventuell ein Zwillingskind kümmern muss, und nicht mehrere Kinder und einen Stationsablauf im Auge zu behalten hat.

Eine Mutter, selbst Krankenschwester, berichtete mir, dass ihr Kind, nachdem es nach Stabilisierung seines Zustands von der Intensiv- auf die Säuglingsstation verlegt worden war, weil es immer noch Apnoen hatte, im hintersten Zimmer untergebracht war, weitab vom Schwesternzimmer. Wenn das Gerät alarmierte, dauerte es eine geraume Weile, bis endlich eine Schwester den Weg zu ihrem Kind gefunden hatte. Die Mutter sagte zu mir: «Dann habe ich darauf bestanden, dass ich das Kind mit Monitor nach Hause kriege – da hab ich es immer im Auge und bin sofort da, wenn was ist – besser könnte er ja wohl nicht bewacht werden – in jedem Fall besser, als wenn er hier ab vom Schuss am Ende des Ganges liegt, wo ihn keiner sieht und hört.»

Da sich diese Vorgehensweise bewährte, mussten nur mehr ein Viertel der postnatal von Dr. Marcovich neonatologisch betreuten Kinder ins Kinderspital verlegt werden (Marcovich, 1999). Das hatte zur Folge, dass es in erster Linie die Kinder unter 1500 g Geburtsgewicht waren, die auf der Station von Dr. Marcovich betreut wurden.

Auch ein niedriger Apgarwert als Grund für eine Verlegung erscheint nur relativ gesehen plausibel – denn das Apgarschema wurde letztlich für reife Neugeborene entwickelt. So ist es unumgänglich, dass ein Frühgeborenes, bewertet und verglichen mit dem Schema für ein reifes Neugeborenes, schlechter abschneiden *muss*. Dass selbst ein vitales Frühgeborenes zum Beispiel bei der Bewertungseinheit «Muskeltonus» weniger Apgarpunkte bekommen muss, als ein reifes Neugeborenes, liegt auf der Hand – der Nutzen der Bewertung ist demnach in Frage zu stellen. Sinnvoll wäre es, ein spezifisches Reifeschema für Frühgeborene zu entwickeln und anzuwenden, bei dem sie innerhalb ihrer

Normgruppe verglichen werden können, wodurch die Bewertung aussagekräftige Urteile liefert, ob das Frühgeborene, dafür, dass es früh geboren ist, als vital zu betrachten ist oder nicht.

3.3 Primäre Reanimation und Beatmung

Diesbezüglich wurde in erster Linie von der standardmäßigen Intubation des Kindes Abstand genommen und der verlängerten und erschwerten Anpassung des frühgeborenen Kindes an seine neue Außenwelt Rechnung getragen. Anstatt das Kind primär zu intubieren, wird es zunächst mit manueller Maskenbeatmung und Druckpunktmassagen stimuliert. «Ein paar vorsichtige Stöße mit dem Atembeutel über die Maske – das reichte oft schon, um die Lebensgeister des Kindes zu wecken.» (Marcovich, 1999, S. 97) Dies bietet nach Marcovich den Vorteil, dass die Maskenbeatmung jederzeit kontrollier- und revidierbar ist, während ein Tubus, einmal gelegt, nicht gleich wieder gezogen wird, und häufig bereits die Weichen für eine künstliche Beatmung stellt. Theoretisch könne man die Maskenbeatmung unendlich fortsetzen.

Viele der Frühgeborenen atmen ohnehin spontan nach der Geburt – die Frage ist jedoch, wie lange sie durchzuhalten vermögen. Letztlich bedeutet die selbstständige Atmung für so ein kleines, unreif geborenes Kind einen enormen Kraft- und Energieaufwand, zumal es ja nicht die einzige Überlebensleistung ist, die es zu vollbringen hat, wenn man bedenkt, was es an Kraft und Energiereservoiren mitgebracht hat im Vergleich zu einem reifen Neugeborenen. Ein häufiges Bild ist das schwache, glasig-rot schimmernde, stöhnende kleine Etwas im Inkubator, das angespannt und gequält dreinschaut. Marcovich (1999) richtet hier gern den Augenmerk auf die Stirnfalten des Kindes, was lächerlich anmutet, und doch nicht ohne Aussagekraft ist. Ihre Beobachtungen hätten ihr gezeigt, dass Längsfalten zumeist Unzufriedenheit und Unwohlsein ausdrückten; Querfalten jedoch Behagen und Entspannung. Bezugnehmend auf die Beatmung zeigte sich, dass die Kinder in dem Versuch, sie allein, einzig unterstützt durch gelegentliche Maskenhübe und Druckpunktmassagen, atmen zu lassen, nach einer Weile ihren angespannten, angestrengten Ausdruck verloren und sich entspannten. Die Längsfalten waren zu Querfalten geworden.

Wichtig in dieser Anfangs- bzw. Anpassungsphase ist, dass die üblichen Routinemaßnahmen hintangestellt werden. Gewicht, Länge, Kopfumfang messen, Hämatokrit, Bilirubin, Astrup (Blutgasanalyse) abnehmen, Röntgen, Ultraschall – all das kann zunächst warten, bis das Kind sich einigermaßen stabilisiert hat. Die durch diese Maßnahmen beim Kind ausgelöste psychische und physische Erregung würde sonst die Stabilisierung der Eigenatmung erneut erschüttern. «Auf diese Weise gelang es vielen Kindern, mit ihrem Sauerstoff- und Energiehaushalt allein, d.h. ohne künstliche Beatmung zurechtzukommen.» (Marcovich, 1999, S. 102) Sauerstoff wurde den Kindern jedoch bei Bedarf in den Inkubator geleitet und mit dem Pulsoxymeter kontrolliert, einem Gerät, das die Sauerstoffsättigung im Blut misst, das Kind unwesentlich beeinträchtigt und schmerzfrei arbeitet. Wichtig sei jedoch, nicht nur an die Sauerstoff*zufuhr* zu denken, sondern im schonenden Umgang mit dem Kind in erster Linie eine Senkung des Sauerstoff*bedarfs* anzustreben. Hier zeige sich die übliche mangelnde Logik in der klassischen Neonatologie: Durch die invasiven Maßnahmen würde man den Bedarf in die Höhe treiben, um ihn dann als Argument für die Notwendigkeit der Sauerstoffzufuhr bzw. der Beatmung zu nutzen. (Marcovich, 1999)

In jenen Fällen, in denen der Sauerstoffgehalt im Blut des Kindes unter 85 % absank, die Haltung des Kindes auf deutliche Erschöpfung hinwies, oder «die Schwester vom Inkubator nicht mehr wegkam» (Marcovich, 1999, S. 111) wurde auf maschinelle Beatmung zurückgegriffen. 1991 mussten nur 20 % der Kinder unter 1500 g beatmet werden, im Vergleich zu ca. 70 % Beatmungsraten in anderen Kliniken. Nur 7 % dieser kleinen Gruppe beatmeter Kinder benötigte die Beatmung primär, bei den restlichen Kindern erfolgte sie erst zu einem späteren Zeitpunkt aufgrund von Infektionen, Lungenproblemen oder Apnoen als Zeichen einer mangelnden Atemsteuerung im Gehirn. «Sauerstoffglocken» (Plexiglasgehäuse, das dem Kind über dem Kopf gestellt wird) wurden durch Flanelltücher ersetzt, unter denen der Sauerstoffgehalt ebenso angewärmt und gemessen werden konnte (Marcovich, 1999). Im Schnitt benötigten die Kinder unter 1500 g nur 14 Tage lang Sauerstoffzufuhr im Inkubator, ein Drittel der Kinder schaffte es gänzlich ohne.

3.4 Ernährung und Stillen

Einer der am häufigsten geäußerten Kritikpunkte an der Methode von Dr. Marcovich betrifft ihren Ansatz bezüglich der Ernährung. Sie ist der Meinung, dass die übliche Vorgehensweise, ein Frühchen nur schnell und gut zunehmen zu lassen, damit es «groß und stark» werde, nicht richtig ist; dass sogar im Gegenteil die künstlich zugeführten hohen Flüssigkeitsmengen, Eiweiße und Lipide das Kind nur unnötig aufschwemmen, Atmung und Kreislauf zusätzlich belasten, die Anpassung erschweren und keinen nachvollziehbaren Nutzen bringen würden. Marcovich (1999) vergleicht dieses Vorgehen mit einem Marathonläufer, dem diese körperliche Extremleistung sicherlich weniger leicht gelänge, wenn er aufgeschwemmt und mit zusätzlichem Gewicht an den Start ginge, wohingegen sich sein Körper in einem zähen, fast ausgemergelten Zustand unbelastet auf die Hauptleistung konzentrieren könne (**Abb. 3**).

Sie nahm in Kauf, dass die Kinder unmittelbar nach ihrer Geburt – zusätzlich zu den bei reifen Neugeborenen üblichen 10 % des Geburtsgewichts – mehr abnahmen; der durchschnittliche Gewichtsverlust lag bei 12 %, bei den Kindern unter 1000 g sogar bei 19 % – das bedeutete, dass ein 600 g-Kind zuweilen auf 450 g abnahm! (Marcovich, 1999) Sie stellte jedoch fest, dass vitale Kinder auch mit einer geringen Flüssigkeitsmenge gut gedeihen, während dies bei instabilen auch mit höheren Mengen nicht der Fall war – woraus sie den Schluss zog, dass der Körper das Kalorienangebot ohnehin nur im stabilen Zustand gut verwerten kann.

Laut Marcovich seien die Kinder nicht aufgeschwemmt gewesen, die Harnausscheidung habe gut funktioniert und die Kinder hätten, sobald sie sich stabilisiert hatten, gut zugenommen und sich wie alle anderen Frühgeborenen entwickelt. Der naheliegende Vorwurf der fahrlässigen Hirnschädigung durch mangelnde Nährstoffzufuhr scheidet für Marcovich aus, denn die Zentralisierung des Kreislaufs bewirke, dass Energieträger immer zuallererst an lebensnotwendige Organe geliefert würden.

Das Vorgehen bei der Ernährung richtete sich nach dem Zustand des Kindes. Waren die Kinder schwerkrank, bekamen sie eine Infusion, die bei einer durchschnittlichen Infusionsdauer von 6 Tagen nie einen zentralen Venenkatheter nötig machte, dessen hauptsächliche Gefahr neben einer Perforation im Herzen vor allem darin besteht, als Eintrittspforte für Keime dienen zu

3. Der «sanfte» Weg – Die Methode Marcovich

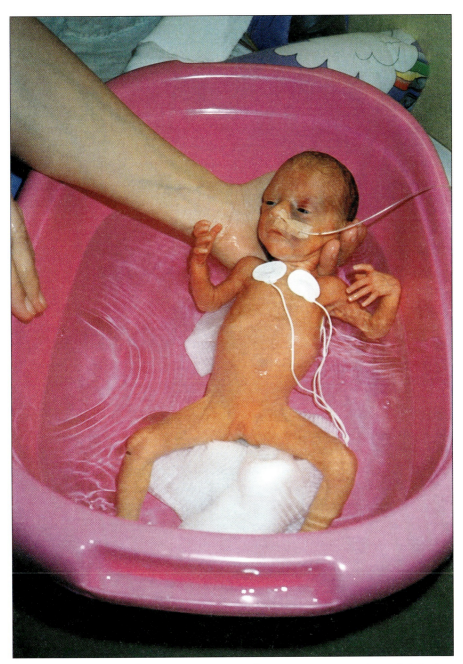

Abbildung 3: Ein Frühgeborenes unter 1000 g Geburtsgewicht, mager, aber sichtlich ohne Beatmung auskommend und fit genug zum Baden (Foto: privat).

können. Sobald als möglich wurde das Kind zusätzlich (bzw. auch ausschließlich) oral ernährt. Dies zunächst durch Einträufeln einzelner Tropfen (zunächst Glukoselösung, dann Muttermilch) über die Spritze in den Mund; dann milliliterweise über den Flaschensauger (ohne Flasche). Marcovich betont hier den Vorteil, dass dem Kind nicht nur der tägliche Magensondenwechsel und die Druckstellen der Sonde an der Nase erspart bleiben, sondern ihm auch der sinnliche Genuss der Nahrungsaufnahme, der Geschmack, Geruch und das Schlucken der Nahrungsaufnahme gegönnt wird. Die gängige Meinung, Kinder in diesem Alter könnten aus anatomisch-physiologischen Gründen noch nicht saugen und schlucken, konnte sie zumindest relativieren, denn wenn auch nicht alle, so waren prinzipiell doch auch 600 g-Kinder dazu in der Lage.

Die Mütter wurden zum Abpumpen ihrer Muttermilch angeregt, damit die Kinder bald statt Glukose auch Muttermilch bekommen konnten. Sobald der Zustand des Kindes es erlaubte, wurden die Kinder auch an die Brust gelegt, und sei es nur der nahrungsunabhängigen Stillvorteile (Nähe, Geborgenheit, Geruch, Sicherheit) wegen. Zwei Drittel der Mütter hatten Milch, ein Drittel kam zum normalen Stillen. Teilweise schafften es schon 500 g-Kinder, an der Brust zu saugen. Auch kleinste Frühgeborene durften ad libitum (nach Bedarf) trinken, vorausgesetzt, sie befanden sich in einem Zustand normaler Vitalität.

Da den Kindern die aktive Muskelarbeit zur Entleerung von Blase und Darm aufgrund ihres Entwicklungszustands noch schwer fällt, muss diese von außen unterstützt werden. Bei den Patienten von Dr. Marcovich wurde dies jedoch anstatt mit Diuretika oder anderen Medikamenten bzw. einem Blasenkatheter einfach mit mehrmaligen Bauchmassagen durch das Pflegepersonal erreicht. Marcovich (1999) nimmt an, dass diese Stimulierung nicht nur dem Kind Wohlbehagen schenkt, sondern durch die mechanische Reizung wichtige vegetative Reflexe anregt. Bei Bedarf wurde auch von Darmrohr und Darmspülungen Gebrauch gemacht.

3.5 Ruhe und Stimulation

Marcovich (1999) betont die Notwendigkeit, den Kindern ausreichend Ruhe und Rückzugsmöglichkeit zu bieten. Jede Stimulierung, jeder Lärm, jeder Handgriff, jede Bewegung bedeuten für so ein kleines Frühgeborenes einen enormen Energieaufwand – mit einem zum Teil positiven, zum Teil aber auch stressenden Verbrauch. Danach braucht das Kind auch wieder genug Ruhe, um sich und seine Vitalfunktionen wieder zu sammeln und «neue Energie zu tanken». Dementsprechend wurde das Licht nachts heruntergeschaltet, die Inkubatoren wurden mit Tüchern abgedeckt, die Pflegemaßnahmen auf ein Minimum beschränkt. Zu einer tragenden Säule der sanften Frühgeborenenpflege ist es geworden, die Pflegemaßnahmen – bei Tag und bei Nacht – auf ein Minimum zu beschränken, und wenn, dann «in einem Aufwasch» zu erledigen. Lieber das Kind einmal 10 Minuten beanspruchen und ihm dann wieder für eine längere Zeit seine Ruhe lassen, als alle 20 Minuten für einen Augenblick etwas anderes an ihm zu tun: Blut abnehmen, Absaugen, Füttern, Wickeln etc. Mittlerweile wird diese Vorgehensweise als *minimal handling* bezeichnet.

Infolge der geringen Anzahl an invasiven Methoden fiel so manche unnötige Lärmbelastung weg – etwa das Pumpen der Beatmungsgeräte; auch die Herztonüberwachung am Monitor wurde lautlos gestellt.

Marcovich (1999) geht davon aus, dass auch dem sensiblen Wahrnehmungsapparat der Frühgeborenen Rechnung getragen werden muss, und demnach nicht unterschätzt werden darf, was diese kleinen Kinder trotz ihrer Unreife bereits alles an – positiven wie negativen – Reizen aufnehmen können. Neben der Reduzierung der negativen Reize kommt jedoch auch der Förderung positiver Reize große Bedeutung zu. Dies erfasse laut Marcovich (1999) alle Sinnesorgane.

Allem voran stand hier der Kontakt, die Berührung. Die Kinder wurden von ihren Eltern oder den Schwestern möglichst viel im Arm gehalten, durften am Stationsleben teilhaben (z. B. im Brotkörbchen beim Schwesternfrühstück!), und diejenigen, die beatmet oder krank waren, wurden neben ihrem Inkubator den Eltern in den Arm gelegt. Auf diese Weise nehmen die Kinder nicht nur die Berührungsreize auf, sondern auch den individuellen Geruch ihrer Eltern, und können zudem mit ihrer Pflegeperson in auditiver und visueller kommunikativer Interaktion stehen. Zudem wurden den Kin-

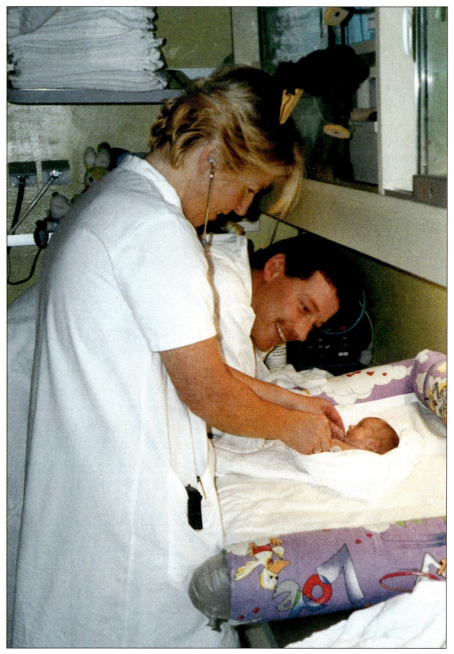

Abbildung 4: Frau Dr. Marcovich mit einem Vater bei der Untersuchung des frühgeborenen Kindes (Foto: privat).

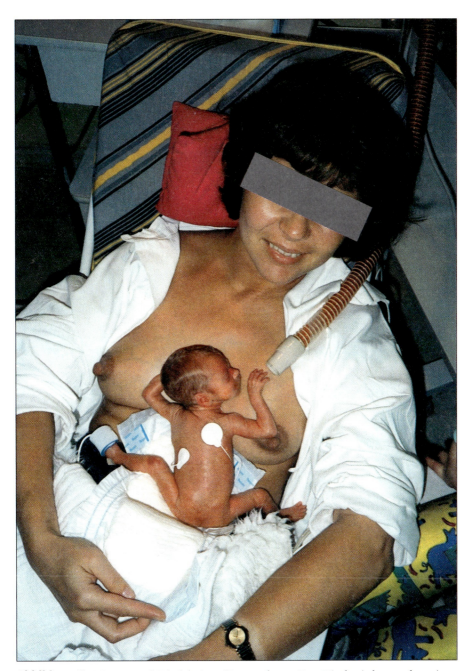

Abbildung 5: Mutter und Kind beim «Känguruhen». Das Kind wird nur über einen Sauerstoffschlauch versorgt (Foto: privat).

dern Walkmen in den Inkubator gestellt, im Idealfall besprochen von der Mutter; ansonsten mit intrauterinen Geräuschen oder aber einfach Musikkassetten – je nach Temperament und Zustand eher belebende oder beruhigende Musik.

Alle Stimulation geht jedoch von dem Grundsatz aus, dass sie nicht in «allgemeinen» Richtlinien festgelegt sein können, sondern jedes Kind individuell nach seinen Bedürfnissen, Vorlieben und seinem Zustand gemäß behandelt werden muss.

3.6 Eltern-Kind-Kontakt

Die Kinder wurden so oft als möglich von den Eltern selbst versorgt, nachdem diese vom Personal angeleitet worden waren (**Abb. 4** auf S. 80). Sie badeten, wickelten und fütterten ihr Kind selbstständig, sie legten es an. Außerdem durften sie es so viel wie möglich im Arm halten, bzw. sich Haut-an-Haut auf die nackte Brust legen. Die Eltern lernten, was sie bei kleineren Apnoen zu tun hatten, d. h. wie sie ihre Kinder in diesem Fall stimulieren mussten. Die Beatmung mit dem Beatmungsbeutel blieb dagegen dem Personal vorbehalten. Die Methode des Haut-auf-Haut-Kontakts zwischen Mutter/Vater und Kind wird heute als «Känguruhing» bezeichnet (**Abb. 5** auf S. 81). Marcovich (1999) betont jedoch, hier keine «Methode» erfunden zu haben, denn es handele sich bei dieser «Methode» um den natürlichsten Vorgang im Eltern-Kind-Kontakt – nämlich den Wunsch, sein Kind in den Arm zu nehmen, um es zu trösten, wie auch den Wunsch des Kindes, in den Arm genommen zu werden, wenn es Trost braucht.

Nach Marcovich kann dies jedoch nur funktionieren, wenn beide einigermaßen entspannt dem Kontakt entgegengehen – erzwungener Kontakt sei nicht das Beste, sondern zuweilen durchaus stressbeladen für Mutter und Kind. Die Aufgabe des Personals besteht also vorwiegend darin, die Situation so natürlich wie möglich zu gestalten, damit die Eltern sich entspannt ihrem Kind annähern können. «Keine Pflegehandlung wurde vor den Eltern zur Kulthandlung hochstilisiert» (1999, S. 142).

Um den Eltern das Gefühl von Normalität zu vermitteln, wurden auch die kleinsten Frühchen so bald als möglich gebadet; aufgrund ihrer Größe zumeist in Salatschüsseln oder kleinen Babybadewannen. Es zeigte sich, dass die meisten Kinder sich im Wasser deutlich entspannten, selbst, wenn sie nur unter laufendem Wasserhahn gewaschen wurden. Die Eltern wurden frühzeitig angelernt, ihre Kinder selbst zu baden. Durch den Wegfall der meisten invasiven Therapieelemente (v. a. den Beatmungsschlauch) erforderte dies nicht mehr Umstände, als zu lernen, ein größeres Neugeborenes zu baden (**Abb. 6** auf S. 84).

Besondere Bedeutung kommt bei der Frühgeborenenbehandlung immer den Vätern zu. Schließlich sind sie es in den meisten Fällen, die als erste zum Kind in die Klinik kommen, während ihre Frauen noch, meist wegen des Kaiserschnittes, länger in der Geburtsklinik bleiben müssen. Sie sind die ersten,

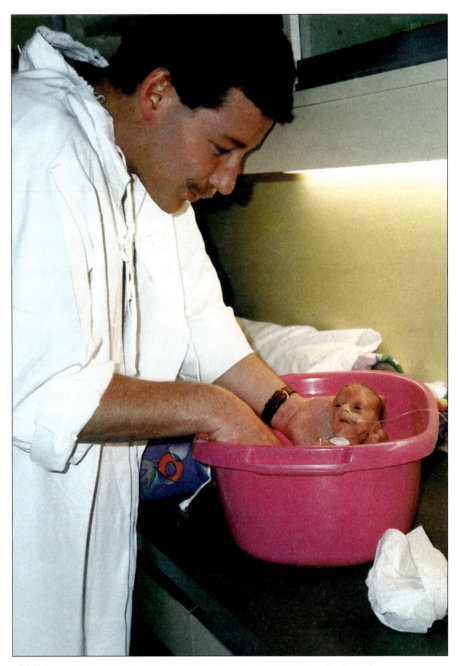

Abbildung 6: Ein Vater badet sein Frühgeborenes in einer Waschschüssel (Foto: privat).

3. Der «sanfte» Weg – Die Methode Marcovich

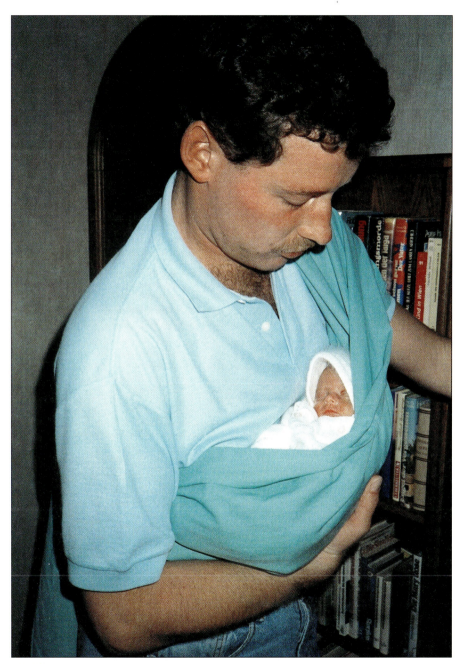

Abbildung 7: Ein Vater mit seinem 900 g schweren Frühchen im Tragetuch – zu Hause (Foto: privat).

die das Kind sehen, anfassen, wickeln, sie erleben meist die kritischsten ersten Tage des Kindes, in denen sich das Ausmaß der Behandlungsbedürftigkeit erst herausstellt. Und zudem sind sie die Vermittler zwischen Mutter und Kind – sie bringen der Mutter die ersten Polaroidfotos ihres Babys und sie bringen dem Kind die ersten Tröpfchen Muttermilch von der abpumpenden Mutter. Während beim reifen Neugeborenen trotz aller modernen Beteiligung der Väter am Geburtserlebnis doch meist die Mutter die erste ist, die die Versorgung des Kindes übernimmt, kommt hier dem Vater eine maßgebliche Stellung zu.

Er muss für «seine Zwei» da sein, der Mutter alles vom Baby berichten und daher in der Kinderklinik Fragen stellen, Entscheidungen treffen, und die fehlende Fürsorge der Mutter ersetzen. Die meisten Väter, trotz anfänglicher Unsicherheit, entwickeln sich dadurch zum Fachmann für Frühgeborenenpflege, und sind damit ihrer Frau, wenn sie das erste Mal ihr Kind besucht, weit überlegen – was sie selten unterdrücken. Endlich sind sie die, die Bescheid wissen, die ihrer Frau erklären, «wie man das richtig macht» etc.

Der Vater gibt dem Kind in dieser ersten Zeit, was einem reifen Neugeborenen normalerweise die Mutter geben würde – Körperkontakt, Geborgenheit, Nähe, Pflege und Fürsorge. Damit wird die Anwesenheit des Vaters zu einer wichtigen Stütze in der Versorgung des Frühgeborenen.

3.7 Entlassung

Stabile Kinder, deren Eltern mit dem Umgang und der Pflege ihres Frühchens vertraut waren, wurden nach und nach mit immer niedrigerem Gewicht entlassen. Von der schon erwähnten «magischen Gewichtsgrenze» von 2500 g entfernte man sich immer weiter, da es keinen Grund gab, ein fittes Frühgeborenes, das allein trinken oder gestillt werden konnte, keine Erkrankung vorwies und kreislaufstabil war, nur deswegen in der Klinik zu behalten, weil es eine irgendwann festgelegte Gewichtsgrenze unterschritt. Zudem bedeutete jeder Tag in der Klinik ja auch ein höheres Risiko, sich zusätzliche Infektionen zuzuziehen. Die Kinder wurden mit der Auflage entlassen, anfangs jeden zweiten Tag zur Kontrolle in die Klinik zu kommen; nach und nach wurden die Kontrollen seltener nötig. Apnoemonitore wurden nicht mitgegeben, erstens, um den Eltern nicht das Gefühl zu geben, sie müssten nun ein schwerkrankes Kind versorgen, dessen Lebensfunktionen auf dem Spiel stünden. Außerdem zeigte eine Stellungnahme von 17 deutschen Neonatologen, dass der Nutzen von Apnoemonitoren vernachlässigbar gering sei, während ihre Nebenwirkungen (Fehlalarme, Angst und Abhängigkeit vom Gerät bei den Eltern etc.) überwiegen. So wurden auch Kinder unter 1500 g entlassen, später auch Kinder unter 1000 g (**Abb. 7** auf S. 85 und **8** auf S. 88).

Die Eltern kamen laut Marcovich (1999) gut mit der Versorgung ihrer Kinder zurecht, kamen regelmäßig zu den Kontrollen, und die Kinder gediehen schneller, ruhiger und besser als sie es in einer Klinikumgebung je hätten können.

Dabei wurden die Eltern nicht zur Entlassung gedrängt – ihre Sicherheit im Umgang mit ihrem Kind wurde jedoch dahingehend gefördert, dass sie entlassen werden *wollten*.

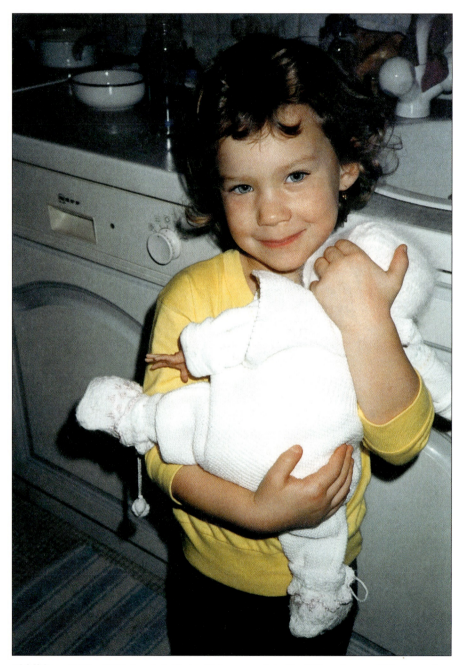

Abbildung 8: Das Mädchen trägt keine Puppe, sondern ihr 900 g schweres Schwesterchen im Arm – zu Hause (Foto: privat).

4. Aktueller Stand der sanften Frühgeborenenpflege

Der Stand der aktuellen Frühgeborenenpflege ist schwerlich auf einen gemeinsamen Nenner zu bringen, da es keinen «Standard» gibt. Obwohl Elemente der Sanften Frühgeborenenpflege zunehmend Einzug halten in die Mehrzahl der Kinderkliniken, ist das Ausmaß der übernommenen Ideen und Therapietechniken sehr unterschiedlich. Während einige Kliniken die Marcovich-Methode nahezu vollständig übernommen haben, finden in den meisten Kliniken nur diejenigen pflegerischen Elemente Anwendung, die am populärsten geworden sind. So etwa das Lagern des Kindes unter Rollen und auf Fellen; das *minimal handling*, das Abdecken der Inkubatoren, die Reduktion von Lärm und Licht und das Känguruhing, wenngleich meist nur in beschränktem Ausmaß, erst nach einigen Tagen, nur bei fitten Kindern, und nur selten wirklich Haut-auf-Haut. Außerdem werden die Kontaktaufnahmen sehr kleiner Frühgeborener mit ihren Eltern und die Förderung des Stillkontakts zumeist nur auf Drängen der Eltern ermöglicht.

Weiterhin umstritten bleibt der frühe Körperkontakt bei beatmeten Kindern (was auch an der immer noch hohen Zahl an beatmeten Kindern liegt), das Stillen der Frühgeborenen in den ersten Wochen, die Reduzierung der Blutkontrollen, die frühzeitige Entlassung fitter Kinder und, in erster Linie, das Vertrauen in die Lebenskraft der kleinen Frühchen und in die Effektivität der elterlichen Fürsorge und Pflege.

Die Zahl der Fortbildungen für neonatologisches Intensivpersonal steigt erfreulicherweise, besonders in bezug auf Kinästhetik und jede Art von taktiler Stimulierung, so etwa Babymassage für Frühgeborene. Rice[5] konnte zeigen, dass Frühgeborene, die 4 x täglich für 10 bis 15 Minuten massiert wurden und

---

5 Dieser Text findet sich nicht im Literaturverzeichnis. Er wurde mir im Rahmen der Diplomarbeitserstellung von hilfreichen Bekannten zugespielt und es ist mir nicht gelungen, die exakten Herkunftsdaten des Artikels (Jahr/Zeitschrift etc.) zu ermitteln.

danach 5 Minuten im Arm gehalten wurden, bei der Nachuntersuchung im Alter von 4 Monaten weit bessere Ergebnisse in ihrer neurologischen Entwicklung und bei der Gewichtszunahme zeigten als die Kontrollgruppe nicht massierter Kinder. In einem Krankenhaus in Colorado/USA wurde die Massage schon zum festen Bestandteil in der Pflege der Frühgeborenen.

Die Massage hilft den Eltern, ihr Baby als Individuum wahrzunehmen, das seine Eltern ebenso nötig braucht wie die Technologie. Die Eltern auf dieser Station sind weniger mit den Sauerstoffwerten, der Gewichtszunahme und den Füttermengen beschäftigt, sie legen mehr Wert darauf, dass ihr Baby berührt und massiert wird – eine wunderbare Verschiebung der Schwerpunkte, so die Stationsschwester (Schneider McClure 2000, S. 95).

Seit Einführung der Massage auf der Station sähen sie weniger Hyperflexionen (Überbeugung des Körpers) und Berührungsangst bei den Kindern – und auch die Zahl der Apnoen hätte abgenommen.

Leider werden diese Fortbildungen in erster Linie nur für Pflegepersonal angeboten, während die für Ärzte mehr von Beatmungsneuerungen, medikamentöser Therapie und Ähnlichem Handeln. Allerdings scheint dies der Nachfrage zu entsprechen, denn das Interesse an Themen der *Sanften Frühgeborenenpflege* (die sich ja nicht nur um «Pflege» drehen, sondern für die ärztliche Therapie ebenso relevant wären) wird in erster Linie von Pflegepersonal geäußert.

Doch auch aus ärztlicher Sicht werden «sanftere» Methoden entwickelt – so gibt es mittlerweile wenigstens ein atmungsunterstützendes Gerät, dass keinen Tubus mehr beinhaltet, der durch Nase oder Mund in den Rachen führt, und das zudem nicht nach dem PEEP *(positive end expiratory pressure)* -System arbeitet. Es nennt sich C-PAP *(continuous positive airway pressure)* und verfügt nur über einen Aufsatz für die Nase mit zwei kurzen Nasenschläuchen. Der Vorteil: Die Beatmung ist nicht so intensiv, die Druckstellen an der Nase vom t-förmig geklebten Tubuspflaster und im Nasen-Rachenraum vom wochenlang liegenden Tubusschlauch, die geweiteten Nasenlöcher und das ständige Neu-Schieben und Absaugen des Tubus sind Vergangenheit. Die Methode kann aber «nur in günstigeren Fällen» angewandt werden; meist wird sie erst kurz vor der Extubation als «Übergangsmethode» genutzt.

5. Frühgeborene – 10 Jahre später

Wenn man einem Laien von der Arbeit mit Frühgeborenen erzählt, so hört man meistens die Frage: «Und wie viele überleben davon?», dicht gefolgt von: «Wie viele davon sind dann behindert?». Nur zu verständlich, dass die Frage nach dem «Frühgeboren – und dann?» – interessant nicht nur für die Eltern oder andere Laien ist, sondern auch für die Wissenschaft. Grund genug, um in den letzten Jahren zahlreiche Studien in Gang zu bringen, die die Langzeitfolgen der Frühgeburtlichkeit für das Kind untersuchen. Leider beschäftigen sich diese Arbeiten zumeist nur mit der physisch-neurologischen Entwicklung des Kindes: den Augenschäden, Hirnschäden, Leistungsstörungen, Wachstumsretardierungen, Fehlhaltungen und anderen neurologisch-hirnorganische Folgeschäden.

Was aber bedeutet die Frühgeburt für Mutter und Kind in emotionaler Hinsicht? Inwiefern hat dieser «intensive» Start ins Leben einen bleibenden Einfluss auf ihr Verhältnis zueinander und ihre Interaktion miteinander? Und was für Spuren hinterlässt die Frühgeburt bzw. der Aufenthalt auf der Intensivstation in der Seele des Kindes? Hierzu gibt es noch wenige Studien, die vorliegende Arbeit soll diese Lücke ansatzweise füllen.

Wie eingangs ausführlich erörtert, wird die Bindung zwischen Mutter und Kind von zahlreichen Faktoren beeinflusst. Eine Voraussetzung für das optimale Entstehen dieser Bindung ist die physische Nähe zwischen Mutter und Kind, die Qualität der Kommunikation und der Interaktion zwischen den beiden, die Feinfühligkeit in der Beantwortung der Signale des anderen, die Attraktivität des Gegenübers sowie die intrapsychische Stabilität des Einzelnen. Viele dieser Faktoren sind von den Umständen der Frühgeburt und des Klinikaufenthaltes beeinträchtigt.

Dies gilt vor allem für den ersten Punkt, die *Nähe zwischen Mutter und Kind*. Kaus und Kennel (1983) betonten in ihren berühmten Studien die Bedeutung des frühen Mutter-Kind-Kontakts. Die Autoren sind der Überzeugung, dass vor allem eine Trennung von Mutter und Kind in der ersten postnatalen Zeit zu einer empfindlichen Störung des Bindungsprozesses *(bonding)* der Mutter an ihr Kind führt, was sich in beobachtbaren Interaktionsstörungen zeigen kann. Es konnte nachgewiesen werden, dass Mütter, denen Frühkontakt mit ihrem Kind gestattet wurde, mehr Augenkontakt zu ihrem Kind herstellten, es häufiger in der *en-face*-Position hielten, es mehr liebkosten und häufiger in den Arm nahmen (Chateau, 1977; Klaus/Kennel, 1976; Leifer et al., 1972, u. a.). Nagelthür (1980) konnte zeigen, dass diejenigen Mütter am längsten stillten, die frühen Körperkontakt zu ihrem Kind hatten – sie fand sogar, dass die Kinder, die der Mutter postpartal nackt auf den Bauch gelegt worden waren, im Vergleich zu jenen, die gebadet und bekleidet der Mutter in den Arm gegeben wurden, länger gestillt wurden. Beide jedoch wurden signifikant länger gestillt als diejenigen, denen kein früher Körperkontakt gewährt wurde. Grossman et al. (unveröffentl. Manuskript, zitiert aus Purtscheller, 1985) untersuchten den Effekt des Frühkontakts auf mütterliches Berühren des Neugeborenen in der Wochenbettzeit im Vergleich zum Langzeitkontakt. Es zeigte sich deutlich, dass mütterliches Verhalten durch Frühkontakt und nicht durch verlängerten Kontakt positiv beeinflusst wurde. Als weitere einflussreiche Variable erwies sich die Geplantheit der Schwangerschaft. Frauen, die ihre Schwangerschaft geplant hatten, waren zärtlicher zu ihrem Kind als jene mit ungeplanter Schwangerschaft. In bezug auf den Bindungsstil konnte bisher kein signifikanter Einfluss des Frühkontakts nachgewiesen werden (Campell et al., 1980; Grossmann et al., 1981; Rode et al., 1981). Campell et al. ziehen daraus den Schluss, dass das Bindungssystem zu komplex ist, um anhand einseitiger Ursache-Wirkungs-Beziehungen etabliert werden zu können: «Numerous factors may influence the quality of the developing attachment relationship, and simple cause-effect models are inadequate to account for their complexity.» (1980, S. 11) Barnard (1975), Egeland und Vaugh (1981) und Zander (1979) erkennen den positiven Einfluss der Arbeiten von Klaus und Kennel (1983) an, warnen jedoch vor einer Überbetonung des Frühkontakts und davor, diesen Kontakt als alleinige Ursache für Mutter-Kind-Beziehungsstörungen anzusehen. Andere Variablen, wie Temperamentsunterschiede, Verhaltenseigenheiten von Risikokindern, Persönlichkeit und Bindungsstil der Mutter, Gesundheitszustand des Kindes u. a. scheinen ebenso wichtige Faktoren zu sein, die wohl in erster Linie durch ihren Einfluss auf den Interaktionsstil von Mutter und Kind wirksam werden (Sameroff/Chandler, 1975).

Der *Interaktionsstil* zwischen Mutter und Kind und dessen Langzeitentwicklung ist von allen nicht-medizinischen Faktoren rund um die Frühgeburtlichkeit der wohl am besten untersuchte. Macey et al. (1987) haben mehrere Studien einer Meta-Analyse unterzogen und kamen zu folgenden Ergebnissen: Die untersuchten Studien legen nahe, dass das Frühgeborene generell weniger organisiert, weniger aufmerksam und weniger antwortbereit ist (Beckwith/Cohen, 1978; DiVitto/Goldberg, 1979; Field, 1977; u. a.). Im Gegenzug, so berichten zahlreiche Autoren (Bakeman/Brown, 1980; Beckwith/Cohen, 1978; Crnic et al., 1983; DiVitto/Goldberg, 1979; Field, 1977; u. a.), müssen Mütter von Frühgeborenen sensibler in der Wahrnehmung der kindlichen Signale sein und scheinen aus diesem Grund aktiver die Interaktion mit ihrem Kind zu steuern, nicht selten *über*-aktiv. Die gesteigerte Aktivität der Mutter scheint jedoch kontraproduktiv zu sein. Frühgeborene zeigen mehr Blickvermeidung und Unaufmerksamkeit als Reifgeborene, was den Schluss nahe legt, dass das gesteigerte mütterliche Verhalten für diese Kinder eine Überstimulation darstellt (Crnic et al., 1983; Field, 1977). Nach Macey et al. (1987) bleiben diese Charakteristika in der Interaktion mindestens während der ersten 6 Lebensmonate bestehen, viele dieser Unterschiede zu der Interaktion bei reifen Neugeborenen finden sich sogar noch 2 Jahre nach der Geburt. Die Unterschiede zu diesem Zeitpunkt zeigen sich vor allem darin, dass weniger positive Gefühle vermittelt werden, in niedrigeren Aktivitätslevels, weniger Exploration, weniger häufigem und intensivem Spielverhalten, weniger verbaler Interaktion und einem häufigeren Ausdruck von Unzufriedenheit und Unbehagen. Ganz generell ist die Mutter-Kind-Interaktion von weniger positiver Stimmung und Freude begleitet (Crnic et al., 1983). (Macey et al., 1987). Macey et al. ziehen hieraus den Schluss, dass sich dadurch auch die Bindung zwischen dem Frühgeborenen und seiner Mutter von jenem reif geborener Kinder signifikant unterscheiden müsse. Sie fanden jedoch keine Unterschiede zwischen Früh- und Reifgeborenen, wohl aber zwischen gesunden und kranken Frühgeborenen. Die Autoren folgern daraus, dass die Störung im Bindungssystem weniger auf die Frühgeburt allein, sondern eher auf die medizinischen Komplikationen und den Krankenhausaufenthalt an sich zurückzuführen sind.

Dennoch konnten in zahlreichen Untersuchungen zwar signifikante Unterschiede in der Mutter-Kind-Interaktion zwischen ehemaligen Früh- und Reifgeborenen festgestellt werden, jedoch nicht im Bindungsverhalten (Brown/Bakeman, 1980; Easterbrooks/Hamron, 1986; Field et al., 1981; Minde et al., 1984, Rode et al., 1981). Es scheint, als wären Bestandteile des Bindungssystems, wie etwa die Interaktion, anfällig für externe Störvariablen wie Frühgeburt und Klinikaufenthalt, die Bindung selbst jedoch solchen Einwirkungen gegenüber relativ stabil und robust.

Weder das Ausmaß der Frühgeburtlichkeit noch das Geburtsgewicht noch die Schwere der perinatalen Komplikationen oder das Ergebnis der neurologischen Untersuchung bei der Entlassung scheinen für den Entwicklungsverlauf während der ersten fünf Lebensjahre entscheidend zu sein, wohl aber die Qualität des unmittelbaren Umgangs der Eltern mit dem Kind, d. h. ihre sprachlichen und spielerischen Angebote an das Kind, ihre Sensibilität für seine Signale und ihr Bemühen um eine wechselseitige Abstimmung des Interesses. (Sarimski, 1986, S. 89)

Was die *psychische Stabilität* betrifft, so wurde bereits beschrieben, dass die Befriedigung kutaner und oraler Bedürfnisse die Entwicklung psychischer Modalitäten wie Urvertrauen und ein Gefühl des «Gehaltenseins» ermöglicht (Bornemann). Frühgeborenen wird dieses Bedürfnis jedoch nur in unbefriedigendem Ausmaß erfüllt. Das kutane Wohlempfinden des Kindes kommt deutlich zu kurz – streicheln, massieren, küssen, Haut-an-Haut-Kontakt – all das ist ihnen mehr oder weniger versagt. Aus der Sicht dieser Phasen-Theorie legt dies den Schluss nahe, dass sie das beschriebene Gefühl des «Gehaltenseins» nicht oder nicht ausreichend entwickeln können. Was aber versteht man genau unter diesem Gefühl? In erster Linie verbindet man damit wohl «Sicherheit», «Geschütztsein», das Gefühl, sich fallen lassen zu können und dabei sicher zu sein, aufgefangen zu werden. In München gibt es eine Klinik, die mit einer sogenannten «Festhaltetherapie» arbeitet, bei der Mutter und Kind sich minutenlang fest umschlingen, um zu versuchen, dabei starre Strukturen zwischen den beiden, körperliche Distanzen und Widerstände an der Macht des Sich-Haltens zerbrechen zu lassen. Die Therapie ist umstritten; doch das ist hier nebensächlich – geschildert wird das Beispiel nur, um deutlich zu machen, dass das Sich-Halten und gleichermaßen sein psychisches Pendant des Gefühls des «Gehaltenseins» offensichtlich eine ungeheuer starke Kraft in bezug auf die seelischen Dynamiken im Menschen darstellt. Die Sicherheit und das Geschütztsein sind ja auch Sinn und Zweck der Bindung zwischen Mutter und Kind. Wird einem Kind die kutane Befriedigung nicht gewährt, und damit die Entwicklung dieses Sicherheitsgefühls und Schutzgefühls ausgeschlagen, so liegt der Schluss nahe, dass dies auch den Aufbau der Basis für die Mutter-Kind-Bindung auf Seiten des Kindes erschwert. Ein Kind, dass sich gehalten und sicher fühlt, wird sicherlich eine größere Bereitschaft zur Bindung an Bezugspersonen entwickeln. Das Gleiche gilt für die orale Phase und das damit verbundene Entstehen des Urvertrauens. Bekommt das Kind nur eine parenterale Ernährung oder die Nahrung nur über die Magensonde hat es keinerlei orale Erfahrungen – es saugt an keiner Flasche, es fühlt keine Nahrung im Mund, es wird nicht gestillt und saugt somit auch nicht an einer Mutterbrust, und dazu, an Händen und Fingern zu saugen, ist es allein motorisch häufig noch nicht in der Lage. Lediglich ein Frühchen-Schnuller wird den Kleinen häufig gegeben, sofern sie diesen annehmen. Damit müsste entsprechend der Theorie auch die Entwicklung des Urvertrauens behindert werden. Hierzu gibt es jedoch – leider – noch keine Studien.

Zur *intrapsychischen Stabilität der Mutter* lässt sich sagen, dass die Tatsache der Frühgeburt und die damit verbundenen emotionalen Probleme für die Mutter (vgl. Kap. 2.4) nicht für alle Mütter gleich einflussreich sind. Entscheidend ist, wie kompetent die Mütter in der Bewältigung dieser emotionalen Krise sind. Kaplan und Mason (1960) ordneten die Reaktionen von Müttern auf eine Frühgeburt in den Kontext einer akuten Reaktion auf ein Trauma ein. Sie betonen, dass die Reaktionen auf ein Stressereignis wie eine Frühgeburt in sehr weitgehendem Masse von mitgebrachten Persönlichkeitsfaktoren beeinflusst sind. Allerdings weisen sie darauf hin, dass Krankenhauspraktiken diese mitgebrachten Persönlichkeitsfaktoren stark beeinflussen können. Sie umrissen vier psychologische Aufgaben, die die Mutter eines frühgeborenen Säuglings meistern muss, um eine gesunde Mutter-Kind-Beziehung herstellen zu können.

1. Die Mutter muss sich auf den möglichen Verlust oder Tod ihres Babys vorbereiten, so, dass sie immer noch hofft, das Baby werde überleben, sich aber gleichzeitig in einem Prozess «antizipatorischer Trauer» auf seinen möglichen Tod einrichtet.
2. Sie muss akzeptieren, dass sie nicht in der Lage gewesen ist, ein normales, voll ausgetragenes Kind zur Welt zu bringen.
3. Die dritte Aufgabe ist die Wiederaufnahme des Beziehungsaufbaus, wenn das Kind sich erholt und entwickelt; diesem Umschwung muss sie mit neuer Hoffnung und Vorfreude entgegentreten können.
4. Und die Mutter muss verstehen lernen, inwiefern ihr Kind sich in Verhalten und Bedürfnissen von einem normalen, reifen Kind unterscheidet. Sie muss lernen, ihr Kind als ein Frühgeborenes mit speziellen Bedürfnissen und Problemen zu sehen. Gleich wichtig ist jedoch zu erkennen, dass sie ein kleines Menschenkind mit einer eigenen Persönlichkeit vor sich hat und diese besonderen Bedürfnisse zeitlich begrenzt sind und mit der Zeit den normalen Abläufen Platz machen werden.

Klaus und Kennel (1986) sind der Meinung, diese Aufgaben seien großteils nur Folgen der artifiziellen Kliniksituation. Wenn man der Mutter frühen Kontakt zu ihrem Kind und ausreichende Informationen und Hilfestellungen anbietet, müsse sie sich nicht auf den möglichen Tod des Kindes einstellen, da sie dann andere Aufgaben zu erfüllen hat. Diese Aufgabe würde nur Mütter betreffen, die gezwungenermaßen von ihrem Kind getrennt sind und sich ihre Beziehung zum Kind nur auf mentaler Ebene abspielen kann. Barnard (in Klaus und Kennel, 1986) stimmt zwar zu, dass man der Mutter helfen kann, zu begreifen, dass das Kind leben wird. Trotzdem müsse sich die Mutter mit dem «Verlust» auseinandersetzen, kein normal ausgetragenes Kind zur Welt gebracht zu haben. Seiner Meinung nach wird eine Mutter auch unter den optimalsten Bedingungen des Frühkontakts mit den beschriebenen Reaktionen konfrontiert sein. Je nachdem, wie erfolgreich die Mutter die Krise bewältigen kann, wird sich auch ihr Verhalten gegenüber ihrem Kind gestalten. Dies gilt vermutlich nicht nur für die Klinikzeit, sondern auch für die gesamten ersten Lebensjahre. Hat eine Mutter die Frühgeburt nicht ausreichend bewältigt, wird dies ihre Einstellung zum Kind und ihr Verhalten gegenüber dem Kind vermutlich noch lange beeinflussen.

Riegel et al., (1995) sowie Wolke und Meyer (1994) untersuchten die psychologische Langzeit-Entwicklung frühgeborener Kinder im Rahmen der Bayrischen Entwicklungsstudie (beschrieben in deJong, 1999).

- Ein Drittel der Frühgeboren hat besondere Probleme in der *ganzheitlichen Informationsverarbeitung*. In Situationen, wo mehrere Reize auf einmal einwirken, tun sich diese Kinder schwerer als reifgeborene, diese Flut von Reizen zu verarbeiten. Räumliche Aufgaben oder soziale Situationen mit mehreren Personen stellen solche Momente größeren Reizangebotes dar (Wolke, 1995).
- Die ehemaligen Frühgeborenen leiden häufiger unter *motorischen Störungen*, die Grobmotorik ist qualitativ reduziert, und rasche rhythmische Bewegungen, etwa der Finger, die die Entwicklung eines inneren Zeittaktes erfordern, sind beeinträchtigt.
- Zahlreiche Studien belegen Defizite der Frühgeborenen in der *sprachlichen Kompetenz* (deHirsch et al., 1964; Ehrlich et al., 1973, Rubin et al., 1973, Field et al., 1981, Wolke, 1995). Auch die allgemeine kognitive Kompetenz scheint vor allem bei den sehr kleinen Frühgeborenen später reduziert zu sein. Manche Autoren berichten jedoch, dass die Unterschiede zu Reifgeborenen vernachlässigbar gering werden, wenn man das korrigierte Alter

der Frühgeborenen als Maßstab nimmt (Bakeman/Brown, 1980; Rubin et al., 1973; u. a.). Wolke und Meyer (1994) betonen jedoch die Empfänglichkeit dieser Kinder für gezielte Förderung. Während die meisten ehemaligen Frühgeborenen motorische Förderungstherapien erhalten, wird der psychologischen Förderung nur wenig Augenmerk geschenkt. Defizite beim Sprechen, Lesen und Schreiben führen schließlich nicht selten sekundär zu Schulproblemen.
- Was Verhaltensauffälligkeiten betrifft, so wurden signifikant häufiger bei den ehemaligen Frühgeborenen als bei Reifgeborenen *Probleme mit Aufmerksamkeit und Konzentration* festgestellt. Diese seien bei sehr früh geborenen Kinder drei- bis viermal so hoch wie bei Reifgeborenen. Schüchternheit und Gehemmtheit wird ebenfalls beschrieben. Außerdem wurde bei extrem früh Geborenen eine Häufung ängstlich-depressiver Symptome festgestellt.
- Bei *Schlafstörungen* zeigte sich, das die Frühgeborenen sich nicht von Reifgeborenen unterschieden – etwa 30 bis 40 % aller 4- bis 5-jährigen hatten Durchschlafprobleme und etwa 12 % Einschlafstörungen.

Laut der Bayrischen Entwicklungsstudie können 30 bis 40 % der Frühgeborenen, psychosozial gesehen, «ihr menschliches Potential verwirklichen» (deJong, 1999, S. 72), weitere 30 % haben nur leichte Entwicklungsrückstände.

Die Untersuchung wurde an klassisch behandelten Frühgeborenen vorgenommen. Zu fragen ist, inwiefern eine ganz bewusst andersartige, weil bewusst sanfte Behandlungsmethode wie jene von Dr. Marcovich diese Ergebnisse verändern kann. Die Ermöglichung des frühen Kontaktes, auch Körper- und Hautkontaktes, der frühzeitige Nahrungsaufbau bzw. wenigstens der Mundkontakt mit Nahrung, die Förderung des Saugbedürfnisses und des Stillens, die Reduzierung artifizieller und störender Reize und die Herstellung einer möglichst natürlichen Umgebung sowie die Kompetenzzuschreibung an die Eltern sollten in Anbetracht des augenblicklichen Erkenntnisstandes dazu führen, dass die Interaktion von Mutter und Kind optimal ermöglicht wird, wodurch der Bindungsprozess von Mutter und Kind beiderseits positiv in Gang kommen kann und die Kinder emotional und im Verhalten weniger Auffälligkeiten zeigen als Frühgeborene, die auf konventionellen Stationen versorgt wurden.

Es wird davon ausgegangen, dass die Methode Marcovich die natürlichen Bedürfnisse von Mutter und Kind den Umständen entsprechend so ausreichend befriedigt, dass die Basis für Interaktion und Bindung den natürlichen, phylogenetisch verankerten Erwartungen entspricht und sich nicht wesentlich von jener Reifgeborener unterscheidet. Natürlich ist das Kind immer noch ein Frühgeborenes mit kommunikativen Eigenheiten und größerer Pflegebedürftigkeit, und die Mutter muss immer noch die Tatsache der plötzlichen Geburt und die damit verbundenen Angst- und Schuldgefühle überwinden. Daran kann auch die Pflege nichts ändern. Dennoch wurde davon ausgegangen, dass die Art der Behandlung bei Dr. Marcovich dazu führt, dass die Probleme so gering wie möglich gehalten werden oder zum Teil gar nicht erst entstehen, denn viele der Angst- und Schuldgefühle entstehen ja erst durch den mangelnden Kontakt zum Kind sowie dessen «intensiven» medizinischen Zustand.

Was die Standardbehandlung betrifft wird auf der Basis der im Theorieteil geschilderten Erkenntnisse hier davon ausgegangen, dass wesentliche Grundbedürfnisse des Kindes wie der Mutter beschnitten werden und damit nicht ausreichend befriedigt werden können. Die Inkubatorunterbringung führt dazu, dass Mutter und Kind nicht ausreichend Körperkontakt haben können, was zur Folge haben dürfte, dass das *early bonding* bei der Mutter erschwert wird und das Kind das Gefühl des Gehaltenseins und die Sicherheit des Vertrauten nicht erleben kann. Zudem wird, zum einen intern als Folge des soeben geschilderten, zum anderen extern durch die Charakteristika der Inkubatoren, die Interaktion von Mutter und Kind erschwert bzw. häufig unmöglich gemacht, was wiederum das «Tuning», das «Aufeinander-Einstellen» bzw. «Warm-werden-Miteinander» unmöglich macht. Durch die medizintechnisch intensivere Behandlung wirkt das Kind zusätzlich zu seinem tendenziell ohnehin aversiven Aussehen «abschreckend» auf die Mutter, was den Bindungsprozess erst recht hemmt. Die Überstimulation mit artifiziellen Reizen sollte beim Kind zu Unruhe und erhöhtem Schreiverhalten führen, was bei der Mutter Angespanntheit und nicht selten aggressive Gefühle in der Interaktion mit dem Kind auslöst.

Es wird deshalb angenommen, dass die Marcovich-Kinder unabhängig von ihrem Temperament ruhiger, ausgeglichener und zufriedener sind, während ihre Mütter sich im Umgang mit ihnen sicherer fühlen, mehr Mutter- und Zusammengehörigkeitsgefühle entwickeln können und aufgrund dieser beidseitigen Faktoren die Interaktion zwischen den beiden positiv in Gang kommt. Dies wiederum sollte dazu führen, dass die Einstellung zum Kind und die Interaktion mit dem Kind auf lange Sicht positiver ist als bei Kindern, die nach klassischer Art behandelt werden. Die Tatsache, dass sich die Mutter im Umgang mit dem Kind und seinen Signalen sicherer fühlt und dem Kind positive Gefühle entgegenbringt, müsste letztlich auch die Bindung des Kindes zur

Mutter beeinflussen. Denn die Feinfühligkeit der Mutter ist ja eine der Hauptdeterminanten des kindlichen Bindungstyps.

Die im Folgenden beschriebene Studie soll dies klären. Es soll untersucht werden, ob die Sanfte Frühgeborenenpflege nach Marcovich die Bindung des Kindes zur Mutter und die Prävalenz von emotionalen und Verhaltensauffälligkeiten in der mittleren Kindheit (6–13 Jahre) positiv beeinflusst. Die experimentelle Hypothese lautet, dass die Kinder der Marcovich-Gruppe häufiger einen sicheren Bindungsstil aufweisen und weniger emotionale und Verhaltensauffälligkeiten zeigen als Kinder aus Kliniken mit konventioneller «Standard»-Behandlungsmethode.

Empirischer Teil

6. Stichprobe

6.1 Allgemeine Daten

An der Untersuchung nahmen insgesamt 26 ehemalige Frühgeborene im Alter von 6 bis 13 Jahren teil. Alle Kinder sind weiße, österreichische Staatsbürger mit Deutsch als Muttersprache. Grundsätzliche Eignungskriterien waren:

- Geburt vor der 38. SSW
- Aufenthalt auf einer Frühgeborenen-/Säuglings-Intensivstation (Marcovich-Gruppe: nur Mautner-Markhofsches Kinderspital) für mehr als 3 Tage
- Alter heute 6 bis 13 Jahre
- perfekte Deutschkenntnisse.

Die Kinder wurden zwei Untersuchungsgruppen zugeteilt. Jene Kinder, die im Mautner-Markhof-Kinderspital von Frau Dr. Marcovich betreut wurden, bildeten die Gruppe Marcovich[6]. Alle anderen Kinder, die demnach nicht unmittelbar nach der Marcovich-Methode behandelt wurden, bildeten die Gruppe Standard (als Synonym für «in der allgemein üblichen Weise gepflegt»). Getrennt betrachtet für die beiden Untersuchungsgruppen ergab sich das in **Tabelle 1** auf S. 98 dargestellte Gesamtsample.

Hinzugefügt werden muss, dass sich in der Standard-Gruppe ein Zwillings- und ein Geschwisterpaar befanden. Des weiteren muss darauf hingewiesen werden, dass zwei Kinder schwer den Gruppen zuzuordnen waren. Das eine der Kinder war zunächst 2 Wochen auf einer klassischen Station gelegen, wo das Kind einer sehr negativen Behandlung unterzogen wurde. Auf Wunsch

---

6 Im Folgenden wird häufig von *Marcovich-Kindern* und *Standard-Kindern* sowie *Marcovich-* und *Standardmüttern* die Rede sein. Dies ist nicht abwertend gemeint sondern eine notwendige Abkürzung, die keinerlei andere inhaltliche Bewandtnis hat als die Zugehörigkeit zur Untersuchungsgruppe klar darzustellen. Den negativen Beiklang bitte ich zu entschuldigen.

Tabelle 1: Gesamtsample.

		Marcovich	Standard
Anzahl Probanden	N	12	14
Geschlecht	männlich weiblich	83 % 17 %	57 % 43 %
Alter	± (Range)	8,6 (6–11)	9 (6–13)

der Eltern wurde das Kind dann zu Marcovich verlegt. In Anbetracht der Tatsache, dass andere Kinder der Untersuchungsgruppe zu diesem Zeitpunkt schon entlassen waren, wurde nur die Zeit direkt nach der Geburt, in der ersten Klinik, gewertet, und das Kind dann der Standard-Gruppe zugeordnet. Ein weiteres Kind wurde nicht in der Klinik von Dr. Marcovich behandelt, erfuhr aber in der Kinderklinik, in der es lag, eine Behandlung, die ähnlich «sanft» war. Aufgrund des Einheitlichkeit der Zuordnung wurde jedes Kind entsprechend dem Kriterium zugeteilt, ob es in den ersten zwei Wochen nach der Geburt im Mautner Markhofspital von Frau Dr. Marcovich behandelt wurde (Gruppe Marcovich) oder nicht (Gruppe Standard).

6.2 Daten zur Familiensituation

Die Hälfte der Marcovich-Kinder waren das erstgeborene Kind, die zweite Hälfte das Zweitgeborene. Bei der Standard-Gruppe hingegen waren 78 % der Kinder das erste Kind der Familie. 84 % der Marcovich-Kinder und 86 % der Standard-Kinder hatten mindestens ein Geschwisterkind.

Die Mütter waren zum Zeitpunkt der Geburt in beiden Gruppen durchschnittlich 29 Jahre alt (Range 25–48 MA/26–42 ST), die Väter hingegen waren in der Marcovich-Gruppe mit durchschnittlich 34 Jahren (Range 25–48) signifikant älter als die der Standard-Gruppe (U = 38.5, p < .05), welche damals durchschnittlich 30 Jahre (Range 26–42) alt waren.

84 % der Marcovich-Eltern sind verheiratet, 1 Mutter (8 %) ist neu verheiratet, aber es besteht zumindest zeitweise Kontakt zwischen dem Kindsvater und dem Kind. 1 Mutter (8 %) wurde nach der Geburt verlassen und lebt seither mit dem Kind allein, es besteht kein Kontakt zum Kindsvater. In der Standardgruppe sind alle Eltern verheiratet mit dem jeweils anderen leiblichen Elternteil des Kindes.

Was die Bildung betrifft, so haben 42 % (MA) bzw. 65 % (ST) der Standard-Mütter Matura oder einen Universitätsabschluss, 25 % (MA) bzw. 7 % (ST) haben nur die Pflichtschule, der Rest hat eine Lehre oder Fachschule abgeschlossen. Bei den Vätern haben 42 % (MA) bzw. 43 % (ST) Matura oder Universitätsabschluss, 16 % (MA) bzw. 7 % (ST) haben nur die Pflichtschule und der Rest hat eine Lehre oder Fachschule absolviert. Die Standardväter verteilen sich derart, dass die Hälfte eine Lehre absolvierte, während 36 % einen Universitätsabschluss hat – es sind hier also deutlich zwei Hauptgruppen erkennbar. Auch bei den Frauen der Standardgruppe ist ein deutlicher Trend erkennbar: immerhin haben mehr als die Hälfte der Frauen (65 %) einen Matura- oder Universitätsabschluss.

Es lässt sich also sagen, dass mindestens die Hälfte des Gesamtsamples aus der Gesellschaftsschicht mit gehobener Bildung stammt. In der Marcovich-Gruppe finden sich mehr Eltern mit Pflichtschulabschluss, während in der Standardgruppe der Großteil qualifizierte Abschlüsse hat.

6.3 Medizinische Daten

Geburts- und Kinderklinik

Von den 12 Kindern der *Marcovich-Gruppe* wurden

- 8 im Rudolfinerhaus,
- 2 im Kaiser-Franz-Josef-Spital,
- 1 im Sanatorium Hera
- 1 in der Semmelweisklinik

geboren. (Alle wurden postnatal auf die Neonatologische Intensivstation des Mautner-Markhof-Spitals (100 %) verlegt.)

Von den 14 Kindern der Standard-Gruppe wurden

- 7 (50 %) in der Universitätsfrauenklinik Innsbruck
- 2 im Krankenhaus Füssen
- 1 in der Privatklinik Rum
- 1 im Wilhelminenspital
- 1 im Hanusch Krankenhaus
- 1 in der Klinik Zürich
- 1 in der Frauenklinik Linz

geboren. Diese wurden auf die folgenden neonatologischen Intensivstationen verlegt:

- 8 (57 %) in die Universitäts-Kinderklinik Innsbruck
- 2 ins Krankenhaus Garmisch
- 1 in die Kinderklinik Zürich
- 3 sind ohne Angabe, sind jedoch definitiv in Tirol geboren

Geburtsgewicht und klinische Daten

Die Kinder wurden im Mittel in der SSW 31,7 (MA)/31,6 (ST) geboren und weisen ein durchschnittliches Geburtsgewicht von 1782 g (MA)/1534 g (ST) auf (**Tab. 2**). Während die Marcovich-Kinder nur rund 28 Tage im Krankhaus verbrachten, mussten die Kinder der Standard-Gruppe signifikant länger,

Tabelle 2: Daten zu Geburt und Klinikaufenthalt.

		Marcovich	Standard	Signifikanz
Schwangerschaftswoche	±	31,8 (26–37)	31,6 (26–36)	
Geburtsgewicht (g)	± (Range)	1782 (730–3120)	1534 (720–2770)	
Klinikaufenthalt (Tage)	± (Range)	28 (4–49)	52 (14–56)	**
Inkubator (Tage)	± (Range)	21 (0–49)	32 (0–56)	
Entlassungsgewicht	± (Range)	2060 (910–2900)	2378 (1600–2860)	

** signifikant auf dem .01-Level   * signifikant auf dem .05-Level

Tabelle 3: Anteil der Kinder mit maschineller Beatmung sowie durchschnittliche Beatmungsdauer.

		Marcovich	Standard	Signifikanz
beatmet		36 %	67 %	
Beatmungsdauer (Tage)	± (Range)	1,6 (0–8)	11 (0–35)	*

nämlich immerhin rund 52 Tage in der Klinik zubringen ($U = 38.5$, $p < .05$). Davon lagen sie 20,6 (MA)/31,5 Tage (ST) im Inkubator.

Was die Beatmung betrifft, so finden sich hier deutliche Unterschiede zwischen den Gruppen (**Tab. 3**). Während in der Standardgruppe fast 70 % der Kinder beatmet wurden, so waren es bei Marcovich nur 36 %. Zudem waren die Kinder der Marcovich-Gruppe mit durchschnittlich nur 1,5 Tagen (Range bis 8) signifikant kürzer beatmet als die Standard-Kinder mit durchschnittlich 11 Tagen (Range bis 35!) ($U = 50$, $p < .05$).

67 % der Marcovich-Kinder wurden mit einem Gewicht unter 2500 g entlassen, was nur bei 43 % aus der Standard-Gruppe der Fall war. Von den mit unter 2500 g Gewicht entlassenen Marcovich-Kindern wurden 25 % sogar unter 1500 g entlassen. Keines der Kinder der Standard-Gruppe wurde unter dieser Gewichtsgrenze entlassen, das niedrigste Entlassungsgewicht lag hier bei 1600 g.

Die Frage nach Magensonde und Infusion konnte von den Eltern nicht mit hinreichender Sicherheit beantwortet werden, zumal die Klinikzeit 6 bis 13 Jahre zurückliegt und zudem Verwirrung herrschte bezüglich der verschiedenen «Kabel» (Pulsoxy, Sonde, Infusion …) am Kind und deren Zweck.

Stillen

50 % der Marcovich-Kinder erhielten Muttermilch, 17 % davon waren tatsächlich gestillt, den anderen wurde die Milch abgepumpt gefüttert (**Tab. 4**). Diejenigen, die Muttermilch erhielten, bekamen diese durchschnittlich vom 6. Lebenstag an (Range 1–28). 25 % der mit Muttermilch versorgten bzw. gestillten Kinder erhielten diese Nahrung bis zu 3 Monate, 17 % bis 6 Monate und 8 % bis zu 6 Monate lang.

Tabelle 4: Häufigkeit vom Muttermilchernährung und Stillen in beiden Gruppen.

		Marcovich	Standard	Signifikanz
Muttermilch-ernährt		50 %	86 %	
davon gestillt		17 %	57 %	
abgepumpt		33 %	29 %	
Beginn Muttermilchernährung/Stillen	±	6	24	*
	(Range)	(1–24)	(21–56)	
Dauer Muttermilchernährung/Stillen)	bis 3 Monate	25 %	7 %	
	bis 6 Monate	17 %	50 %	
	über 6 Monate	8 %	14 %	

Tabelle 5: Zeitpunkt des ersten Körperkontakts in beiden Gruppen.

		Marcovich	Standard	Signifikanz
erster Körperkontakt (Tag)	±	3	13	**
	(Range)	(1–11)	(1–35)	
davon	bis 3. LT	67 %	22 %	
	bis 7. LT	83 %	36 %	
	bis 13. LT	100 %	72 %	
	bis 27. LT	–	86 %	
	bis 56. LT	–	100 %	

Von den Kindern der Standard-Gruppe hingegen erhielten 86 % Muttermilch, 57 % davon wurden regelgerecht gestillt. Die Kinder erhielten diese Nahrung durchschnittlich ab dem 24. Lebenstag (Range 21–56). 7 % der Kinder bekamen die Muttermilch bis zu 3 Monate, 50 % bis zu 6 Monate und 14 % sogar über 6 Monate lang. Die Marcovich-Kinder wurden signifikant früher mit Muttermilch ernährt bzw. gestillt (U = 39, p < .05).

Körperkontakt

83 % der Marcovich-Kinder durften schon in der ersten Woche Körperkontakt zu ihren Eltern aufnehmen, 67 % davon bereits am 1.–3. Lebenstag (**Tab. 5**). Nur 36 % der Kinder der Standard-Gruppe wurde der enge Kontakt in den ersten 7 Lebenstagen zuteil, davon 22 % in den ersten 3 Tagen. Spätestens bis zum Ende der 2. Lebenswoche hatten alle Marcovich-Kinder das 1. Mal Körperkontakt, bei der Standard-Gruppe war dies nur bei 72 % der Fall. 14 % bekamen diese Chance erst nach dem 14. Lebenstag, weitere 14 % erst nach dem 28. Lebenstag.

Zusammenfassung

Um die signifikanten Ergebnisse zusammen zu fassen, lässt sich Folgendes sagen:

Die Marcovich-Kinder

- hatten zum Zeitpunkt der Geburt ältere Väter
- waren kürzer in der Klinik
- waren deutlich weniger häufig beatmet und wenn, dann kürzer
- hatten deutlich früher Körperkontakt zu ihren Eltern
- waren weniger häufig gestillt oder mit Muttermilch ernährt; wenn doch, dann früher als die Kinder der Standard-Gruppe.

7. Rekrutierung

Marcovich-Gruppe

Für die Gruppe der Marcovich-Kinder wurde eine Patientenliste von Frau Dr. Marcovich herangezogen. Da in dieser Liste jedoch nur die Namen der Kinder aufgeführt waren und zudem seit dem Klinikaufenthalt 6 bis 13 Jahre vergangen waren, erwies sich der Großteil der Adressen als nicht mehr korrekt. Recherchen über Internet, Telefonbuch u. a. waren ohne die Vor- und Zunamen der Eltern wenig erfolgreich. Nachdem Kinder der hier ausgeschlossenen Geburtsjahrgänge, jene mit ausländisch klingenden Namen[7] ebenso wie jene ohne Angaben zum Vornamen und jene mit Klinikaufenthalten unter 3 Tagen ausschieden wurden, blieben insgesamt 150 Familien übrig, die angeschrieben wurden. Einige davon wurden auf «gut Glück» angeschrieben, da über ihre Adresse keinerlei Sicherheit herrschte. Nur bei einem geringen Teil konnte mit an Sicherheit grenzender Wahrscheinlichkeit davon ausgegangen werden, dass die Ausschreibung tatsächlich bei der richtigen Familie angekommen war. Die hierüber aufgenommenen Kinder wurden im Mai 2000 im Rahmen eines einwöchigen Wienaufenthalts interviewt.

Ein zweiter Versuch unter Hinzuziehung der Printmedien zeigte größeren Erfolg. Die Zeitungen, die *«Presse»* sowie der *«Kurier»* zeigten sich bereit, einen Artikel mitsamt einem Aufruf zur Teilnahme abzudrucken. Die Rücklaufquote war sehr hoch, wobei sich einige der engagierten Anrufer als nicht teilnahmegeeignet herausstellten. Alle hatten mit Frühgeborenen zu tun, doch nur wenige mit Marcovich und mit Kindern im zu berücksichtigenden Alter.

---

7 Entsprechend dem Kriterium «ausgezeichnete Deutschkenntnisse»; denn die Überprüfung, ob das Kind mittelmäßig oder ausreichend gut Deutsch spricht, hätte am Telefon erfolgen müssen und der Aufwand für das mehrmalige Anschreiben und Anrufen jedes Einzelnen nach vorheriger Ermittlung der Telefonnummer zur Klärung dieser Voraussetzung hätte die Möglichkeiten der Verfasserin überschritten.

Dennoch konnten auf diesem Weg noch einmal etwa 6 Kinder rekrutiert werden.

Es ist offensichtlich, dass bei der Rekrutierung deutliche Verluste in bezug auf die Samplegröße hingenommen werden mussten. Es erscheint mangelhaft und für das Potential der Studie geradezu bedauerlich, dass aus einer Liste von ca. 600 Kindern nur etwa 12 Probanden resultieren, selbst wenn man jene ausschließt, die die Voraussetzungen nicht erfüllen. So manche Hindernisse wären unter Umständen aus dem Weg zu räumen gewesen; das Hauptproblem bei der Rekrutierung der Marcovich-Kinder war aber, wie gesagt, die fehlende Adresse. Ohne Vornamen der Eltern war es nahezu unmöglich, die Familie zu ermitteln. Ein Kind namens «Mayer, männlich» in Österreich ausfindig zu machen, und dann auch noch das richtige, ist ohne Zugang zu polizeilichen Daten nicht möglich. Auch das Geburtsdatum und die alte Adresse helfen nicht. Hinzu kommt, dass die Verfasserin erstens ganz allein und zweitens nicht als Angestellte einer Institution arbeitete, was ihr den Zugang zu polizeilichen oder Klinikdaten und -akten aus Datenschutzgründen ebenfalls verwehrte. Nicht zu unterschätzen ist auch die Tatsache, dass 12 Jahre eine lange Zeit sind, in der sich in Familien einige Veränderungen ergeben. So war so manches Kind bereits verstorben (manche Kinder der Liste waren schon in der Klinik gestorben, dies war jedoch in der Liste ebenfalls nicht ersichtlich), so manche Familie lebt mittlerweile in Norddeutschland, in England, in Australien. Manche Kinder hatten genetische Erkrankungen (etwa Morbus Down), die einer Teilnahme entgegenstanden.

Standard-Gruppe

Kinder der Standard-Gruppe wurden rekrutiert über Plakate bei Kinderärzten, in Kinderkliniken, in Volksschulen, an der Universität Innsbruck und an Einrichtungen der Mutter-Kind-Beratung. Der Großteil der Standard-Probanden stammt aus Tirol, hier besonders aus Innsbruck und Umgebung. Jene, die sich auf den oben genannten Artikel hin meldeten, und die Kriterien erfüllten, jedoch nicht im Mautner-Markhof-Spital von Frau Dr. Marcovich behandelt wurden, wurden ebenfalls der Gruppe Standard zugeteilt.

8. Design

Bei der Untersuchung handelt es sich um einen Gruppenvergleich; als *unabhängige Variable* (UV) ist die Gruppenzugehörigkeit anzusehen. Die Gruppen umschreiben die Art der Frühgeborenenpflege, die die Probanden im Neugeborenenalter erhielten. Die Gruppe Marcovich wurde nach der mittlerweile als «sanft» bezeichneten Pflege nach Dr. Marcovich im Mautner-Markhofschen Kinderspital behandelt. Die Gruppe Standard wurde in verschiedenen anderen Kliniken Österreichs nicht nach dieser Methode gepflegt.

Die *abhängigen Variablen* (AV) sind die emotionalen und Verhaltensprobleme sowie die Bindungsqualität der Kinder, gemessen an deren Ergebnissen in verschiedenen, im Folgenden näher beschriebenen Tests und Interviews. Aufgrund der einseitigen Hypothese wurden die Signifikanzniveaus für einseitige *(one-tailed)* Tests angenommen.

9. Methode

9.1 Durchführung

Die Untersuchung fand bei den betreffenden Familien zu Hause statt. Mutter und Kind wurde die Vorgangsweise erläutert, bevor beide eine Einverständniserklärung unterschrieben. Dem Kind wurde die bevorstehende Untersuchung in verständlicher, einfacher Form erklärt; die kindliche Einverständniserklärung erfolgte, weil Fonagy et al. (persönl. Mitteilung) fanden, dass Kinder mit größerem Ernst und größerer Offenheit teilnehmen, wenn sie das Gefühl haben, aus eigener Entscheidung eine Abmachung zu treffen. Auch war es aus psychologischen Gründen wichtig, das Kind zu fragen, ob es mit der Videoaufzeichnung einverstanden ist. Auch wenn die Kinder die Bedeutung und Nutzung des Videos noch nicht überschauen konnten, so haben sie doch bereits ein ausgeprägtes Schamgefühl (die einen mehr, die anderen weniger) und sind sich durchaus bewusst, dass andere Menschen sie später auf dem Video sehen und den Inhalt ihrer Aussagen nachverfolgen können. Während die Mutter nach eingehender Erläuterung die Fragebögen vorgelegt bekam, fand zwischen Untersucher und Kind das Interview in einem möglichst abgetrennten Raum statt. Dem Kind wurde der Ablauf des Interviews gemäß der Standardanweisung im Interviewleitfaden erklärt, etwaige Fragen wurden geklärt und das Kind wurde unterrichtet, dass es bei Unbehagen das Interview jederzeit abbrechen und Fragen unbeantwortet lassen dürfe, wenn es dazu nicht bereit wäre.

Die Interviews dauerten zwischen 30 und 90 Minuten, was zum einen von der Redefreudigkeit des Kindes abhängig war (die einen berichteten ausschweifend, die anderen blieben bei «ja» und «nein»), zum anderen in der wachsenden Kompetenz der Interviewerin, die Interviews kurz und schlüssig zu führen. Nach Abschluss des Interviews erfolgte eine Rücksprache mit der Mutter; Fragen zu den von ihr auszufüllenden Fragebögen wurden beantwortet. Hierbei ergab sich zumeist ein persönlicheres Gespräch über die Klinikzeit des Kindes, da die Fragebögen bei den Müttern zahlreiche Erinnerungen, Gefühle und Sorgen aufwühlten, die sie seit längerer Zeit nicht mehr so eingehend bearbeitet hatten. Oft wurden Fotoalben herangezogen, Anekdoten erzählt und nicht selten wurde eine für beide Beteiligten traumatische Erfahrung verspätet betrauert und beweint. Aufgrund der dadurch nötigen Bereitschaft des Interviewers, die aufgewühlten Emotionen aufzufangen, zuzuhören und die Familie wieder so weit als möglich mit der damaligen Situation zu versöhnen, dauerte die Gesamtsitzung mit der Familie zwischen 1 und 3 Stunden.

9.2 Emotionale und Verhaltensprobleme

Zur Ermittlung der emotionalen und Verhaltensprobleme diente der *Elternfragebogen über das Verhalten von Kindern und Jugendlichen* (Deutsche *Child Behavior Checklist*. Döpfner et al., 1998). Der erste Teil des Elternfragebogens erfragt die (sozialen) Kompetenzen des Kindes. Die Eltern müssen angeben, welche Aktivitäten das Kind in seiner Freizeit ausübt, welche Sportarten es betreibt, ob es Organisationen oder Vereinen angehört und welche Aufgaben es im Haushalt zu erledigen hat. Zudem haben die Eltern zu beurteilen, wie viel Zeit das Kind mit der angegebenen Aktivität verbringt und wie gut es darin ist; beides im Vergleich zu Altersgenossen. Des weiteren wird in diesem Teil erfragt, wie es um die Sozialkontakte des Kindes steht – wie viele Freunde es hat, wie oft es diese sieht, wie gut es sich mit seinen Geschwistern versteht und wie gut es sich allein beschäftigen kann. Zuletzt werden die Schulleistungen des Kindes abgefragt.

Der zweite Teil des Fragebogens widmet sich den *emotionalen und Verhaltensproblemen*. Er besteht aus 120 Items, in denen Verhaltensauffälligkeiten, emotionale Auffälligkeiten und körperliche Beschwerden beschrieben werden. Die Eltern müssen hier auf einer dreistufigen Skala (0 = nicht zutreffend bis 2 = genau oder häufig zutreffend) angeben, wie sehr oder häufig das jeweilige Symptom innerhalb der letzten 6 Monate auftrat.

Die *Kompetenzskala* wird in drei Unterskalen aufgeteilt: die erste erfasst Aktivitäten, die zweite soziale Kompetenzen und die dritte die Kompetenzen bezüglich der Schule. Ein Gesamtergebnis wird als Summe der Ergebnisse in den Unterskalen berechnet *(Gesamt-Kompetenz)*.

Aus den Problemitems des zweiten Teils des Fragebogens werden 8 *Syndromskalen* gebildet, welche wiederum in drei Gruppen zusammengefasst werden können. Die Gruppe der *internalisierenden Störungen* wird gebildet aus den Skalen *sozialer Rückzug* (Kinder mit hohen Werten sind verschlossen, schüchtern, wenig aktiv, sprechen wenig, sind lieber allein), *körperliche Beschwerden* (Schwindelgefühle, Müdigkeit, Schmerzen, Erbrechen) und *ängstlich/depressiv* (Ängstlichkeit, Nervosität, Klagen über Einsamkeit und soziale Ablehnung, Minderwertigkeitsgefühle, traurige Verstimmung).

Die *externalisierenden Störungen* umfassen die Skalen *dissoziales Verhalten* und *aggressives Verhalten*. Eine dritte Gruppe der *gemischten Auffälligkeiten* setzt sich zusammen aus den Skalen *schizoid/zwanghaft* (Neigung zu zwanghaftem Denken und Handeln, psychotische Verhaltensweisen, Halluzinationen, bizarres Denken und Verhalten) und *soziale Probleme* (Ablehnung durch Gleichaltrige, unreifes, erwachsenenabhängiges Sozialverhalten) und *Aufmerksamkeitsprobleme* (motorische Unruhe, Impulsivität, Konzentrationsstörungen).

Aus allen drei Gruppen wird ein Gesamtauffälligkeitswert ermittelt. Die Umrechnung der Roh- in Normwerte erfolgt in T-Werten.

9.3 Bindung

Die Bindungsqualität der Kinder wurde zweifach ermittelt, einmal über einen Bindungsfragebogen, der der Mutter vorgelegt wurde, zum anderen anhand eines Bindungsinterviews, das mit dem Kind durchgeführt wurde.

Bindungsfragebogen (Parent Child Reunion Inventory, PCRI)

Der Bindungsfragebogen *Parent Child Reunion Inventory* (PCRI) wurde in der deutschen Fassung von Niederhofer (im Druck) entwickelt und standardisiert. Er wurde in dieser Studie von der Mutter ausgefüllt und enthält Fragen dazu, wie das Kind sich üblicherweise nach einer längeren Trennung (z. B. am Abend nach der Heimkehr der Eltern von der Arbeit, nach der Schule o. ä.) beim Wiedersehen verhält. Die Antwortmöglichkeiten beschreiben mögliche Verhaltensweisen, die den Bindungskategorien «sicher», «unsicher» und «ambivalent» zugeordnet werden können. Die Mütter hatten anzugeben, wie wahrscheinlich auf einer dreistufigen Ratingskala (eher oft/gelegentlich/eher selten) das beschriebene Verhalten auftritt.

Bindungsinterview für die mittlere Kindheit (BI-MK)

Das Bindungsinterview für die mittlere Kindheit (BI-MK) ist ein psychoanalytisch orientiertes, halb-standardisiertes Interview, das sich aus Merkmalen der *strange situation* nach Ainsworth (1969) und dem *Adult-Attachment-Interview* (Main, 1985) zusammensetzt. Es wurde entwickelt vom Forschungsteam um Fonagy vom Anna Freud Centre bzw. University College London, heißt in der Originalversion *Middle Childhood Attachment Interview* und ist für den englischen Sprachraum standardisiert. Im deutschen Sprachraum wurde es bisher nur für diese Studie und von einem weiteren Forschungsteam in Bremen benutzt und befindet sich demnach in der Erprobungsphase. Eine Standardisierung für den deutschen Sprachraum liegt noch nicht vor und hätte den Rahmen dieser Diplomarbeit gesprengt. Da es sich jedoch bei dieser Studie um einen Gruppenvergleich handelt, lassen sich zumindest Trends ermitteln; zudem gilt der Fragebogen (s. u.), der in Österreich standardisiert wurde

(Niederhofer, im Druck), als Vergleichsvariable und dient der Validitätssicherheit. Die deutsche Übersetzung stammt von der Verfasserin selbst und wurde dem Team der Originalfassung zur Gegenüberstellung und Besprechung vorgelegt und von diesem genehmigt.

Das BI-MK befragt das Kind nach Beziehungsepisoden (BE), d. h. nach konkreten Ereignissen, in denen üblicherweise die Bindungsperson eine Rolle spielt (Beispiel: «*Wie ist das, wenn du krank bist?*», «*Wie ist das, wenn deine Mama böse auf dich ist, wie ist sie da?*»). Das Interview soll dazu dienen, zu den mentalen Repräsentanzen oder inneren Arbeitsmodellen *(inner working models)* des Kindes über seine Hauptbezugspersonen und seine Bindung zu ihnen vorzudringen. Zudem stellt die Interaktion mit einem fremden Interviewer eine Situation dar, von der man erwartet, dass sie die Aktivierung des kindlichen Bindungssystems auslöst. Dabei ist anzunehmen, dass Kinder, die über positive innere Arbeitsmodelle über ihre Bezugspersonen verfügen – diese also als sichere Basis, als zugänglich und entgegenkommend erleben –, sich im Interview durch größere Offenheit und Kohärenz sowie weniger Ängstlichkeit und Abwehr auszeichnen.

Das Interview wurde auf Video (zwei nur auf Audiokassetten) aufgezeichnet, nach Anweisung im Coding Manual transkribiert, und schließlich einer eingehenden Analyse nach bestimmten Kategorien unterworfen. Beurteilt werden die «emotionale Offenheit», das «Verhältnis positiver und negativer Bezugnahmen auf die Bindungsperson», der «Gebrauch von Beispielen», «unterdrückter Ärger», die «Idealisierung von Bindungsobjekten», das «Abweisen von Bindung», das «Konfliktlösungsverhalten», und die sprachliche «Kohärenz». Nach Auswertung dieser Teilkategorien gelangt man zu einer Gesamtklassifikation, die die Einteilung in die von Ainsworth eingeführten Gruppen «sicher», «unsicher» und «ambivalent» erlaubt. Das Coding Manual würde die detailliertere Aufsplittung in Untertypen dieser Gruppen grundsätzlich erlauben, das Auswertungssystem ist aber noch nicht fertiggestellt und erlaubt im Augenblick nur die Auswertung und Klassifizierung der beiden Hauptbindungstypen «sicher» und «unsicher gebunden».

Die Skala *emotionale Offenheit* beschreibt, inwiefern ein Kind in der Lage ist, seine Emotionen weitreichend auszudrücken, sie in einen Beziehungskontext zu stellen und inwiefern es in der Lage ist, das Zusammenwirken von Gefühlen, Gedanken und Handeln zu erkennen. Das Kind bekommt einen niedrigen Wert zugewiesen, wenn es während des Interviews kaum von Gefühlen (eigenen oder Anderer) spricht, und seine Erzählungen dominiert werden von konkreten und sachlichen Beschreibungen (Beispiel: «*Wie geht es dir, wenn deine Mutter böse auf dich ist?»* «Ich geh dann in mein Zimmer und warte.»). Ein Kind bekommt einen hohen Wert auf dieser Skala, wenn es ein Vielzahl von Emotionen beschreiben kann und auch Beispiele dazu liefert. (Beispiel: *«Wie ging es dir da, als dein Opa gestorben ist?»* «Schlecht. Ich war sehr traurig und hab ein bisschen geweint. Ich kannte ihn zwar nicht so gut, aber es hat mir trotzdem leid getan, dass meine Oma jetzt allein ist.» *«Und wie ging es den anderen, meinst du? Deiner Mutter und deiner Oma?»* «Noch schlechter, denn die waren ja seine Frau und seine Tochter, die haben ihn sehr lieb gehabt. Die Mama hat viel geweint, aber sie hat ja auch die Oma trösten müssen. Der Papa hat ihnen dann geholfen und jetzt geht's ihnen wieder besser.»)

Die Skala *Verhältnis positiver und negativer Bezugnahmen auf die Bindungsperson* ermittelt das Ausmaß, zu dem das Kind in der Lage ist, sowohl die guten als auch die schlechten Qualitäten und Ereignisse seiner Bindungspersonen zu beschreiben. Eine generelle Neigung zur positiven Seite wird angenommen. Ein Kind mit einem niedrigen Wert auf dieser Skala neigt zu extremer Polarisation. Es bezieht sich im Interview nur positiv oder nur negativ auf die Bindungsperson und lässt gegenteilige Gesichtspunkte nicht zu. Ein Kind mit hoher Wertung beschreibt sowohl die guten als auch die schlechten Seiten in seiner Beziehung zu seiner Bindungsperson. (Beispiel: *«Wie würdest du mit drei Worten dein Verhältnis zu deiner Mutter beschreiben?»* «Lieb … und … nervig.» *«Inwiefern lieb?»* «Weil sie mich immer tröstet, wenn ich traurig bin und mir hilft.» *«Und inwiefern nervig?»* «Weil sie mir immer sagt, dass ich aufräumen soll und weil sie manchmal mit mir schimpft und mir was nicht erlaubt.»)

Die Skala *Gebrauch von Beispielen* misst die Fähigkeit des Kindes, Beispiele zu nennen zu den besprochenen Beziehungsepisoden. Es ist zuweilen schwierig zu differenzieren, ob sich ein Kind tatsächlich nicht erinnern kann, oder ob es aus einer «defensiven Exklusion» (Bowlby, 1980), d. h. als Abwehrstrategie die Erinnerung verweigert. Diese Skala ist auch wichtig für die Beurteilung der Idealisierung, denn ein idealisierendes Kind nennt zwar eine Menge positiver Punkte in bezug auf sein Verhältnis zu seiner Bezugsperson, ist aber nicht in der Lage, diese Schilderung mit konkreten Beispielen zu untermauern. Ein Kind mit niedrigen Werten auf dieser Skala antwortet auf Fragen nach einem konkreten Beispiel meist mit «weiß nicht.» oder «fällt mir nichts ein.» (Beispiel: *«Wie ist das, wenn deine Mutter bös auf dich ist?»* «Nicht so schön.» *«Warum, wie ist sie da?»* «Sie schreit dann.» *«Kannst du dich erinnern, wann das mal so war?»* … (schüttelt den Kopf) «Nein, weiß ich nicht mehr.» *«Wann hat sie dich denn das letzte Mal geschimpft, was war da los?»* ... (zuckt mit den Schulten) «Keine Ahnung. Fällt mir nix ein.») Ein Kind mit hohen Werten kann zu allem Erwähnten auch ein Beispiel finden. (*«Hattest du schon mal das Gefühl, dass deine Eltern dich nicht wirklich lieb haben?»* «Mh-mh. Schon öfters mal.» *«Und warum war das so? Was war da los, dass du so gedacht hast?»* «Ach, da ist meine Mama mit meinem Stiefpapa ins Kino gegangen und ich hab nicht mitdürfen. Da war ich traurig und hab gedacht die haben mich nimmer lieb» ... (zieht Schnute). «Aber die Mama hat's dann eh gemerkt und dann hab ich doch mitdürfen» ... (grinst). *«Das ist ja fein, dass du dann doch mitdürfen hast. Und wann hast du noch mal so gedacht; du hast gesagt ‹öfters mal›?»* «Ja, das war in der 2. Klasse, als ich schlecht in Mathe war, da haben sie mich oft geschimpft.»)

Die Skala *erlebter Ärger*[8] betrifft das Ausmaß und die Vehemenz, mit der das Kind seiner Unzufriedenheit oder seinem Ärger über die Bindungsperson Luft macht. Gewertet wird dabei jede, das Kind sichtlich aufwühlende und einen klaren Zweck erfüllende Äußerung von Ärger. Es zählen hier sowohl Äußerungen, die dazu dienen, Pflegeverhalten im anderen auszulösen, als auch solche, die Bindungspersonen angreifen und Beziehungen destruktiv und distanzierend erschüttern. Ein Kind mit niedrigen Werten auf dieser Skala beschreibt keinen Ärger oder wenn es Ärger beschreibt, scheint dieser verarbeitet zu sein und wird nicht erneut erlebt. Ein Kind mit hohen Werten auf dieser Skala äußert seinen Ärger sehr deutlich und erlebt ihn auch während er davon erzählt. (Beispiel: *«Bist du schon mal von irgendwem in deiner Familie gehauen worden, sei es von einem deiner Eltern oder Oma, Opa oder so?»* «Meine Eltern haben mich schon oft geschlagen. Also wenn meine Mama den richtigen Grant und Zorn gekriegt hat, hat sie mich schon geschlagen.» *«Und dein Papa?»* «Ja, manchmal mein Papa auch, aber nur sehr selten.» *«Kommt das öfter vor oder ist das einmal passiert, zweimal oder öfter?»* «Naja, öfter.» *«Und was, was genau passiert da? Sind das Watschen oder ins Gesicht, auf den Hintern?»* «Naja, einmal hat's, einmal, mein Papa hat mir einmal eine unabsichtlich aufs Aug verpasst, das hat wehgetan.» *«Das glaub ich!»* «Und meine Mama, die erwischt mich meistens da...» (zeigt auf Hinterkopf), «oder da hinten...» (auch Hinterkopf). *«Und ist des dann eine...»* (demonstriere einen Klaps) *«oder...»* «Naja, also das ist nicht nur so, sondern die macht richtig

---

8 Die Übersetzung ist nicht ideal, im Original heißt es *preoccupied anger*, inhaltlich kam diese Bezeichnung dem Sinn am nächsten.

so…» (demonstriert ausholende Bewegung, eine rechts dann links), «die clasht mir dann richtig eine…» (verschränkt Arme, schaut ärgerlich-getroffen). *«Und wie oft passiert das, würdest du sagen, ungefähr? Jeden Tag, jede Woche, jeden Monat?»* «Naja, jeden Monat.» *«Und wie geht es dir in dem Moment?»* «Naja, es ist eigentlich nie sanft, sondern richtig…» (demonstriert) *«Heftig…»* «Ja. Und, naja, dann wein ich halt und geh in mein Zimmer und versuch mich zu beruhigen.» *«Und was glaubst, wie's deiner Mama geht in so einem Moment?»* «Es tut ihr schon ein bisschen leid, aber der Grant siegt immer» … (traurig-ärgerlicher Blick zur Seite).)

Die Skala *Idealisierung* bezieht sich auf die Tendenz des Kindes, seine Bezugsperson durchwegs nur positiv zu schildern, ohne dafür konkrete Beispiele liefern zu können. Ein Kind würde dafür einen hohen Wert auf der Skala erhalten. Ein Kind mit niedrigem Wert könnte zu positiven Beschreibungen der Bindungsperson auch Beispiele nennen, die das Gesagte untermauern.

Die Skala *Abweisung der Bindung* beschreibt das Ausmaß, in dem das Kind eine Strategie verfolgt, die dazu dient, die Bedeutung von Beziehungsepisoden und Beziehungen durch klares Abweisen und Verleugnen herunterzuspielen. Gemessen wird demnach, inwiefern das Kind seine Verletzlichkeit in Situationen des Verlassenseins, der Zurückweisung oder Enttäuschung zugibt und inwiefern es die Bedeutung der Schwere verschiedener solcher Ereignisse (z. B. 2-wöchige Trennung, Tod eines Angehörigen vs. kleinere Verletzung, Nicht-ins-Kino-Mitdürfen) anerkennt. Dabei muss natürlich das Alter des Kindes miteinberechnet werden. Ein Kind mit hoher Punktzahl in dieser Skala verleugnet jegliche Verletzlichkeit. (Beispiel: *«Und wie ging's dir da, als du drei Wochen im Krankenhaus bleiben musstest?»* «Gut…» *«Wie hast du dich denn da gefühlt, so ganz ohne deine Eltern?»* «Gut, das macht mir nichts aus, ich bin gern allein.» *«Und wie ging es ihnen, meinst du? Hast du ihnen gefehlt, glaubst du?»* «Nein, glaub ich nicht.»). Ein Kind mit niedriger Punktzahl gibt seine Verletzlichkeit zu und anerkennt die Bedeutung des Ereignisses. (*«Kannst du dich erinnern, wann du mal traurig warst und Hilfe gebraucht hast?»* «Ja, also mein Freund in der Schule, den mag ich ganz gern und wir sind super Freunde, aber einmal, da hat er plötzlich nicht mehr mit mir geredet, da war ich ganz traurig, dass er mich vielleicht nicht mehr mag. Das war schlimm.» *«Und was hast du dann gemacht?»* «Es der Mama erzählt. Die weiß da immer Rat.» *«Und was hat die gesagt?»* «Sie hat mich getröstet und gesagt, ich soll ihn darauf ansprechen, vielleicht hat er einen Grund. Und das hab ich dann gemacht und dann hat er gesagt, er war bös weil ich in der Pause mit der T.

geredet hab und nicht mit ihm. Dann hab ich ihm gesagt, dass es mit leid tut und dass ich's nicht bös gemeint hab. Dann waren wir wieder gut miteinander, da war ich froh.»)

Die Skala *Konfliktlösung* beschreibt das Ausmaß, in dem ein Kind, wenn es einen Konflikt schildert, auch eine Lösung zu diesem Konflikt anbietet. Die Lösung kann positiv, negativ oder passiv sein. Wenn ein Kind Streit mit der Mutter hatte, wäre ein positive Lösung, mit ihr zu sprechen und sich zu versöhnen, eine negative, die Mutter anzuschreien und die Tür zuzuschlagen, und ein passive, ein Videospiel spielen zu gehen. Einem Kind wird ein hoher Wert zugewiesen, wenn es plausible Lösungen zum Konflikt schildert (Beispiel: Nach dem Streit gehen sie auseinander und nach einer Auszeit versöhnen sie sich wieder). Das Kind bekommt einen niedrigen Wert, wenn Angaben über die Lösung des Problems fehlen, oder vorwiegend destruktiver Natur sind, oder das Kind einen Konflikt für sich offensichtlich noch nicht gelöst hat. (Beispiel: Ein Kind spricht von seinem verstorbenen Opa im Präsens.)

Die Skala *Kohärenz* verbindet Gesichtspunkte aus vorhergehenden Skalen, indem es beurteilt, inwiefern ein Kind flüssig und schlüssig spricht, wie sehr man nachhaken muss, wie sehr das Kind bei einer Person bzw. einer Idee hängen bleibt, wie sehr es sich selbst widerspricht und inwiefern es reflektiert und während des Sprechens neue Erkenntnisse integriert. Ein Kind mit hohem Wert zeigt hauptsachlich die positiven Aspekte der Kohärenz, ein Kind mit niedrigem Wert eher die negativen.

Alle Skalen werden mit Werten von 1 bis 9 bewertet. Von einem «sicher» gebundenen Kind wird erwartet, dass es in den Skalen emotionale Offenheit, Verhältnis positiver und negativer Bezugnahmen auf die Bindungsperson, Gebrauch von Beispielen, Konfliktlösung und Kohärenz Werte von 5 und mehr erreicht, während es auf den Skalen Idealisierung, Abweisung von Bindung und Erlebter Ärger nicht mehr als 3 Punkte erzielt. Ansonsten ist es als «unsicher» gebunden einzuteilen.

10. Ergebnisse

10.1 Bindung

Bindungsfragebogen (PCRI)

Die dreistufige Ratingskala wurde mit 2 – 1 – 0 (eher oft/gelegentlich/eher selten) codiert. Der maximal zu erreichende Durchschnittswert pro Skala lag bei 2,0. Item 1 bis 6 bildeten die Skala «sicher gebunden», Item 7 bis 11 und 14 bis 17 die Skala «unsicher gebunden» und Item 12 bis 13 sowie 18 bis 20 die Skala «ambivalent gebunden». Für jedes Kind wurden die Skalenmittelwerte berechnet, der Gruppenvergleich bzw. Signifikanztest für die einzelnen Skalen erfolgte mittels des Mann-Whitney-U-Tests.

Ein Kind ist jenem Bindungstyp zuzuordnen, auf dessen Skala es den höchsten Wert erzielt. Der Vergleich der Skalenmittelwerte mittels eines Mann-Whitney-U-Tests ergab folgende Ergebnisse: Die Marcovich-Kinder erzielten auf der Skala «sicher gebunden» signifikant höhere Werte als die Standard-Kinder (U = 30,5; p < .01). Die Ergebnisse in den beiden anderen Skalen unterschieden sich nicht signifikant zwischen den Gruppen (**Tab. 6**).

Wenngleich die Marcovich-Kinder höhere Werte in der Skala «sicher gebunden» erzielten, hatte dies keinen Einfluss auf die Verteilung der schließlichen Bindungsklassifikation. Die Werte der Marcovich-Kinder waren zwar absolut gesehen höher, diejenigen der Standard-Kinder aber immer noch hoch

Tabelle 6: Mittelwerte auf den Skalen des PCRI und Signifikanzlevels.

	Marcovich	Standard	Signifikanz
sicher gebunden	1,8	1,4	<.01 **
unsicher gebunden	0,3	0,4	ns
ambivalent gebunden	0,1	0,0	ns

Tabelle 7: Verteilung der Bindungstypen in den beiden Frühgeborenengruppen.

	Marcovich	Standard
sicher gebunden	93 %	90 %
unsicher gebunden	0 %	7 %
ambivalent gebunden	7 %	0 %

genug, um sie als «sicher gebunden» zu klassifizieren. Die Einteilung erfolgte ja für jedes Kind durch das Verhältnis seiner Werte auf allen drei Skalen zueinander. Hatte also ein Marcovich-Kind 2,0 auf der Skala «sicher», 0,8 auf der Skala «unsicher» und 0,2 auf der Skala «ambivalent», und ein Standard-Kind 1,2 auf der Skala «sicher», 0,9 auf der Skala «unsicher» und 0,4 auf der Skala ambivalent, so mussten dennoch beide als «sicher gebunden» eingestuft werden, da beide auf dieser Skala den höchsten Wert erzielt hatten.

In der Bindungs-Gesamtklassifikation waren demnach 93 % der Marcovich-Kinder und 90 % der Standard-Kinder «sicher gebunden» (**Tab. 7**). 7 % der Marcovich-Kinder waren «ambivalent», 7 % der Standard-Kinder «unsicher gebunden». Die Gesamt-Bindungsklassifikation unterschied sich nicht signifikant zwischen den Gruppen (U = 37,5; ns.).

Bindungsinterview

Zwei Familien der Marcovich-Gruppe und drei Familien der Standard-Gruppe lehnten die Durchführung des Interviews ab. Als Grund wurde die Unsicherheit über die gestellten Fragen und die Sorge um die seelische Belastung des Kindes durch das Interview genannt. Eine Mutter gab an, das Interview abzulehnen, weil sie ihr Kind in dem Gedanken erziehe, ein normales Kind zu sein und nicht ein «ehemaliges Frühgeborenes» und ihr Kind mit dieser Tatsache nicht konfrontiert sehen wolle.

Alle Skalen wurden mit Werten von 1 bis 9 bewertet. Von einem sicher gebundenen Kind wird erwartet, dass es in den Skalen «emotionale Offenheit», «Verhältnis positiver und negativer Bezugnahmen auf die Bindungsperson», «Gebrauch von Beispielen», «Konfliktlösung» und «Kohärenz» (positive Faktoren) Werte von 5 und mehr erreicht, während es auf den Skalen «Idealisierung», «Abweisung von Bindung» und «ausgedrückter Ärger» (negative

Tabelle 8: Ergebnisse in den Skalen des Bindungsinterviews (Mittelwerte).

	Marcovich	Standard	Signifikanz
emotionale Offenheit	7,0	5,0	.05 *
Verhältnis positiver/negativer Bezugnahmen	6,6	5,7	ns
Gebrauch von Beispielen	7,0	5,7	ns
Konfliktlösung	5,7	5,5	ns
Kohärenz	6,6	4,9	.05 *
Idealisierung	2,4	1,8	ns
Abweisung der Bindung	2,6	4,4	.04 *
erlebter Ärger	2,9	4	.03 *
Gesamt Positiv	6,6	5,4	ns
Gesamt Negativ	2,6	3,4	ns

Faktoren) nicht mehr als 2 Punkte erzielt. Ansonsten ist es als unsicher gebunden einzuteilen. Es wurde für die Gesamtheit der positiven Skalen ein Mittelwert gebildet sowie ein weiterer für die negativen. Anhand dieser zwei Gesamtwerte wurde schließlich die Bindungsklassifikation vorgenommen.

Die Marcovich-Kinder zeichneten sich im Interview durch mehr «emotionale Offenheit» (U = 28.5; p < .05), eine größere «Kohärenz» (U = 31,5; p < .05), weniger Abweisung der Bindung (U = 29.5, p<.05) und weniger «erlebten Ärger» (U = 28; p < .05) aus (**Tab. 8**).

Im englischen Coding Manual ist angegeben: 5 Punkte und mehr in den positiven Faktoren ergibt den Faktor für die Klassifikation als «sicher gebunden»; 5 Punkte und weniger ergibt «unsicher» gebunden. Da ein Kind mit exakt 5 Punkten nicht zuordenbar wäre, wurde für diese Studie ein Kind mit einem Wert von exakt 5 der «sicher gebundenen» Gruppe zugeteilt. Das Gleiche gilt für die negativen Faktoren: bis zu einem Wert von 3 wurde die Klassifikation für «sicher» erteilt, ab 4 die für «unsicher». Das Problem besteht jedoch darin, dass die Zuteilung nur aus der Kombination der Werte in den positiven und negativen Faktoren erfolgen kann. Hat ein Kind nun Wert 8 bei den positiven Faktoren und Wert 2 auf den negativen, so kann es eindeutig als «sicher gebunden» klassifiziert werden. Wenn aber ein Kind Wert 8 bei den positiven, aber Wert 4 bei den negativen Faktoren erhält, so würde das eine für «sicher», das andere für «unsicher gebunden» sprechen. In diesen Fällen wurde «zugunsten des Angeklagten» im Zweifelsfall jenem Wert mehr Gewicht gegeben, der für die Klassifizierung als «sicher» sprach. Demnach wären 90 % der Marcovich-Kinder und 73 % der Standrad Kinder sicher, sowie 10 % bei den Marcovich- und 27 % bei den Standard-Kinder unsicher gebunden (**Tab. 9**). Der sich aus dieser Zuordnung ergebende Unterschied war nicht signifikant (U = 45; ns).

Tabelle 9: Verteilung der Bindungstypen nach dem Bindungsinterview BI-MK.

	Marcovich	Standard
sicher gebunden	90 %	73 %
unsicher gebunden	10 %	27 %

10.2 Emotionale und Verhaltensprobleme

Der CBCL wurde mit dem dazugehörigen PC-Auswertungsprogramm CROSS ausgewertet, wobei die T-Werte zu den ermittelten Rohwerten aus dem Handbuch der deutschen Version entnommen wurden, da das Computerprogramm nur die amerikanischen Normbereiche kennt.

Die *Kompetenzskalen* setzen sich zusammen aus den Unterskalen «Aktivitäten», «soziale Kompetenz» und «Schule». Bei einem T-Wert bis 34 wird von einer normalen Verhaltensausprägung ausgegangen. Werte von T = 33 bis T = 30 bilden den Grenzbereich, ab einem Wert von 29 und weniger wird von einer Auffälligkeit in diesem Kompetenzbereich ausgegangen. Bei der *Gesamtkompetenzskala* bilden Werte bis T = 41 den Normbereich, Werte von T = 40 bis 37 den Grenzbereich und ab einem Wert von T = 36 wird von einer Auffälligkeit in der Gesamtkompetenz gesprochen.

Insgesamt lässt sich sagen, dass die beiden Frühgeborenengruppen sich in der Merkmalsausprägung nur im Bereich der «sozialen Kompetenz» signifikant unterscheiden (**Tab. 10**). Die Marcovich-Kinder weisen eine signifikant höhere «soziale Kompetenz» auf als die Kinder der Standardgruppe (U = 33,

Tabelle 10: Auffälligkeiten in den Bereichen der Kompetenz.

prozentuale Verteilung		Marcovich	Standard	
Aktivitäten		100 % normal		
soziale Kompetenz		100 % normal		
Schule	normal	92 %	100 %	
	Grenzbereich	–	–	
	auffällig	8 %	–	
Gesamt Kompetenz		100 % normal		
Mittelwerte und Signifikanz		Marcovich	Standard	Signifikanz
Aktivitäten		54	55	ns
Soziale Kompetenz		52	48	<.01 **
Schule		49	47	ns
Gesamt		60	57	ns

p < .05), wenngleich alle Kinder aus beiden Gruppen mit ihren Werten im Normbereich lagen. In allen anderen Kompetenzskalen waren die Unterschiede nicht signifikant, was sich auch in der Gesamtkompetenzskala niederschlägt (U = 50, ns.). Lediglich bei der Betrachtung der Häufigkeitsverteilung einzelner Auffälligkeiten in Prozent weisen mehr Kinder der Marcovich-Gruppe Probleme im Bereich «Schule» auf.

Die *Syndromskalen 1. Ordnung* umfassen die Skalen «sozialer Rückzug», «körperliche Probleme», «Angst/Depression», «soziale Probleme», «schizoid/zwanghaft», «Aufmerksamkeitsprobleme», «dissoziale Probleme» sowie «aggressives Verhalten». Bei den *Syndromskalen 2. Ordnung* handelt es sich um die übergeordneten Skalen «internalisierende Störungen», «externalisierende Störungen» und «Gesamtauffälligkeitswert».

Die deutsche Normtabelle erkennt für die Syndromskalen 1. Ordnung T-Werte bis 66 als normal oder unauffällig an, Werte zwischen 67 und 70 werden als Grenzbereich aufgefasst und ab einem T-Wert von 71 muss von einer Auffälligkeit im entsprechenden Merkmal ausgegangen werden. Für die Syndromskalen 2. Ordnung wird ab einem T-Wert von 60 von einem Grenzbereich und ab T = 64 und mehr von einer Auffälligkeit gesprochen.

Die Ergebnisse zeigen Augenschein-Unterschiede in bezug auf die «emotionalen und Verhaltensprobleme» in den Bereichen «aggressives Verhalten», «Angst/Depression», «Aufmerksamkeitsprobleme», «schizoid/zwanghaft», «soziale Probleme» und «sozialer Rückzug» (**Tab. 11, Abb. 9** und **10** auf S. 126). In den Bereichen «dissoziales Verhalten» und «körperliche Probleme» unterscheiden sich die beiden Gruppen nicht, alle Kinder weisen hier Normalwerte auf. Der Gruppenvergleich mittels eines Mann-Whitney-U-Tests ergab keine signifikanten Unterschiede in den Syndromskalen, die Kinder der beiden Gruppen unterschieden sich nicht in bezug auf ihre «emotionalen und Verhaltensprobleme».

Die Verteilung in die Auffälligkeitsgruppen (Normbereich-Grenzbereich-Auffälligkeit) ergab dennoch folgende Ergebnisse: In bezug auf «aggressives Verhalten» weisen alle Kinder der Marcovich-Gruppe normale, 7 % der Standardgruppe hingegen Werte im Grenzbereich auf. Während in der Marcovich-Gruppe 17 % der Kinder Grenzwerte im Bereich «Angst/Depression» aufwiesen, zeigten sich bei 29 % der Standard-Kinder Grenzwerte, bei 7 % sogar Auffälligkeiten in diesem Bereich. In bezug auf die «Aufmerksamkeitsprobleme» schnitten jedoch die Standard-Kinder besser ab – während hier alle Kinder Normalwerte erzielten, zeigten hier immerhin 17 % der Marcovich-Kinder Auffälligkeiten.

Tabelle 11: Emotionale und Verhaltensprobleme bei den beiden Frühgeborenengruppen.

		Marcovich	Standard
Aggressives Verhalten		100 % normal	100 % normal
Angst/Depression	normal	83 %	64 %
	Grenzbereich	17 %	29 %
	auffällig	–	7 %
Aufmerksamkeitsprobleme	normal	83 %	100 %
	Grenzbereich	–	–
	auffällig	17 %	–
dissoziale Probleme		100 % normal	100 % normal
körperliche Probleme		100 % normal	100 % normal
schizoid/zwanghaft	normal	100 %	78 %
	Grenzbereich	–	22 %
	auffällig	–	–
soziale Probleme	normal	92 %	100 %
	Grenzbereich	8 %	–
	auffällig	–	–
sozialer Rückzug	normal	92 %	86 %
	Grenzbereich	8 %	–
	auffällig	–	14 %
Gesamt internalisierende Störungen	normal	67 %	57 %
	Grenzbereich	25 %	7 %
	auffällig	8 %	29 %
Gesamt externalisierende Störungen	normal	100 %	86 %
	Grenzbereich	–	7 %
	auffällig	–	7 %
Gesamt emotionale und Verhaltensprobleme	normal	83 %	72 %
	Grenzbereich	17 %	21 %
	auffällig	–	7 %

22 % der Standard-Kinder weisen Grenzwerte im Bereich «schizoid/zwanghaft» auf. In Bezug auf die «sozialen Probleme» zeigen sich bei 7 % der Marcovich-Kinder Grenzwerte. Beim «sozialen Rückzug» weisen zwar 8 % der Marcovich-Kinder Werte im Grenzbereich auf, jedoch sind 14 % der Standard-Kinder im auffälligen Wertebereich.

Insgesamt erweist sich über beide Gruppen hinweg in erster Linie der Bereich der «internalisierenden Störungen», und hier besonders der Bereich «Angst/Depression», als Problembereich, wenngleich die Standard-Kinder hier noch auffälligere Werte erzielten. Die Kinder der Standardgruppe weisen ebenso mehr Probleme in den Bereichen «schizoid/zwanghaft» und «sozialer Rückzug» auf. Bei den Marcovich-Kinder erscheint jedoch eher die «Aufmerksamkeit» als Problembereich.

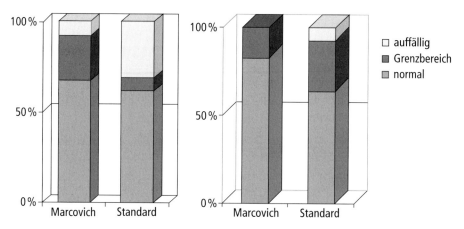

Abbildung 9: Auffälligkeiten im Bereich der internalisierenden Störungen, Vergleich zwischen den beiden Frühgeborenengruppen.

Abbildung 10: Gesamt-Auffälligkeiten im Bereich emotionale und Verhaltensprobleme, Vergleich zwischen den beiden Frühgeborenengruppen.

Diskussion und Ausblick

Lässt man die Ergebnisse in ihrer Gesamtheit auf sich wirken, so werden wesentliche Trends erkennbar. Die Situation der Frühgeborenen auf der Station von Dr. Marcovich unterschied sich tatsächlich von der in anderen Kliniken mit klassischer Behandlung. Entgegen der von Dr. Marcovich geschilderten Vorgehensweise waren die Kinder seltener gestillt als die Standard-Kinder; wenn sie allerdings gestillt waren, so erfolgte das erste Anlegen wesentlich früher als bei der Gruppe der Standard-Kinder. Die Kinder aus beiden Gruppen unterscheiden sich nicht wesentlich in ihrer Bindungsqualität. Die Marcovich-Kinder sind sozial kompetenter, emotional offener, und zeigen im Interview mehr Kohärenz, weniger Abweisung der Bindung und weniger inneren, erlebten Ärger. Die beiden Gruppen unterscheiden sich nicht signifikant in bezug auf emotionale und Verhaltensprobleme, dennoch neigen tendenziell mehr Marcovich-Kinder zu Aufmerksamkeitsproblemen, mehr Standard-Kinder zu sozialem Rückzug und schizoid-zwanghaften Symptomen. Bei beiden Gruppen zeigte sich eine Häufung ängstlich-depressiver Störungen.

11. Beatmung als Determinante der Kliniksituation

Was sich zunächst deutlich zeigte, ist, dass der Umstand, wo ein Kind behandelt wurde – ob bei Marcovich oder nicht –, tatsächlich Konsequenzen für verschiedene Aspekte seiner Kliniksituation hatte. Die Kinder, die bei Dr. Marcovich lagen, waren wirklich seltener und kürzer beatmet, hatten früher Körperkontakt, wurden früher angelegt und durften früher nach Hause. Dies bestätigt zunächst einmal, dass das, was Dr. Marcovich über ihre Behandlung angibt, auch in der Praxis so stattgefunden hat.

Nun stellt sich jedoch die Frage, wie es zu diesen Ergebnissen kommt und was sie tatsächlich bedeuten. Zum einen strebte Frau Dr. Marcovich die einzelnen Ergebnisse ganz bewusst an; die Gründe wurden im Theorieteil erörtert. Zum anderen hängen sie natürlich letztlich alle zu einem nicht unwesentlichen Grad von dem einen Punkt der Beatmung ab. Wenn die Kinder weniger oder gar nicht beatmet sind, folgt daraus, dass sie weniger von Kabel, Tubus, Ruhigstellung etc. behindert sind, und als Folge davon auch problemloser der Mutter an den Körper gelegt (und angelegt) werden können, und schließlich weniger «intensiv» sind – was die Entlassung nach Hause ebenfalls erleichtert. Körperkontakt und Saugen stellen aber, wie im Theorieteil ausführlich erläutert, natürliche Bedürfnisse des menschlichen Säuglings dar, die sich in der Phylogenese als wesentliche Faktoren für das Überleben der Nachkommen herauskristallisierten. Dem weitreichenden Einfluss der Beatmung auf andere Lebensbereiche und Bedürfnisse wird bei der Entscheidung zur Beatmung zu wenig Wert beigemessen. Natürlich haben, um mit Maslow's Bedürfnishierarchie zu sprechen, die physiologischen Bedürfnisse wie Atmen und mit Sauerstoff versorgt zu werden, Priorität vor Bedürfnissen wie Sicherheit und Bindung. Dass man einem Kind, dass die Atmung aus eigener Kraft definitiv nicht schafft, im Zweifel auch mit intensivmedizinischen Methoden helfen muss, ist unbestritten. *Ob* ein Kind es aber allein schaffen kann oder nicht, ist eine andere Frage. In Anbetracht der Tatsache, in welchem Ausmaß wichtige Lebensbereiche durch diesen einen Therapiebaustein mit beeinflusst werden, sollte daher Kosten und Nutzen dieser Behandlung sorgfältiger als bisher abgewogen werden. Es handelt sich nicht um vernachlässigbare Bereiche, die «halt vorerst ein bisschen zu kurz kommen», sondern um wesentliche, für das Kind und seine emotionale Persönlichkeitsentwicklung essentielle Bedürfnisse, die hier gravierend beschnitten werden.

Dennoch sind die Unterschiede in der Kliniksituation nicht allein auf die Beatmung zurückzuführen, denn, wie Marcovich (1999) selbst angibt, hat sie den Körperkontakt und das Saugen-Lassen ja auch bei beatmeten Kindern gestattet und gefördert. Das zeigt, dass auch, wenn man über die Notwendigkeit der Beatmung streiten mag, die Tatsache der Beatmungsbedürftigkeit der Gewährung von Körperkontakt nicht notwendigerweise im Wege steht. Auch wenn ein Kind beatmet ist, kann ich ihm, wenn ich als Arzt bzw. Schwester genügend Geduld und Offenheit besitze, trotzdem den intensiven Kontakt zur Mutter ermöglichen.

12. Frühgeborenenpflege und kindliche Bindung

Die Zentralhypothese in dieser Untersuchung war, dass deshalb, weil die Mütter der Marcovich-Kinder frühen (Körper-) Kontakt mit ihren Kindern haben durften, weil sie stillen durften, weil sie zur Pflege ihrer Kinder ermutigt wurden und diese so «normal» wie irgend möglich behandelt wurden, damit der frühe Bindungsprozess von Seiten der Mutter gefördert und die Interaktion mit dem Kind positiv in Gang gebracht wird, was wiederum, auf lange Sicht, die Bindungsqualität des Kindes determiniert. Es wurde angenommen, dass Marcovich-Kinder demnach häufiger «sicher gebunden» sein müssten als Standard-Kinder. Dies konnte nicht nachgewiesen werden. Beide Methoden, sowohl der Fragebogen, als auch das Interview zur Bindungsklassifikation, konnten keine signifikanten Unterschiede feststellen. Die Marcovich-Kinder hatten lediglich höhere Werte auf der Skala «sicher gebunden», dennoch wurden in beiden Gruppen etwa gleichviel Kinder dem Bindungstyp «sicher» zugewiesen.

Es ist zu fragen, inwiefern dieses Resultat auf ein Manko des Fragebogens zurückgeführt werden muss, denn es scheint in die Irre zu führen, wenn ein Kind auf allen drei Skalen scored und doch kein alle drei Werte integrierender Gesamtwert gebildet werden kann. Manche Kinder hatten beispielsweise nur auf der «sicheren» Skala gescored mit dem Höchstwert von 2,0; andere hatten überall Werte erlangt, wovon jedoch der auf der Skala «sicher gebunden» der höchste war – beide Kinder mussten daher der Klassifikation «sicher gebunden» zugeteilt werden. Für das erste Kind war dies vollkommen gerechtfertigt, beim zweiten wird jedoch die Tatsache, dass es vielleicht auf der Skala «ambivalent gebunden» fast genauso hohe Werte wie auf der Skala «sicher gebunden» hat, außer Acht gelassen.

Da das Bindungsinterview letztlich zu einer ähnlichen prozentualen Verteilung der Bindungsklassifikationen kam, kann davon ausgegangen werden, dass trotz dieser testtheoretischen Defizite der PCRI dennoch den richtigen Bindungstyp ermittelt. Aufgrund des in dieser Studie besonders kleinen Samples und der mangelnden Normierung des Bindungsinterviews für den deutschen Sprachraum kann dies jedoch nicht testtheoretisch abgesichert bewiesen werden. Hierzu bedürfte es einer Standardisierung des BI-MK für den deutschen Sprachraum und einer anschließenden Validierung durch Korrelationen mit dem PCRI und anderen Methoden zur Messung der frühkindlichen Bindung. (Der PCRI korreliert nach Studien des Originalautors signifikant mit der *strange situation* und anderen Bindungstests).

Die Tatsache, dass die Marcovich-Kinder höhere Werte auf der Skala «sicher gebunden» erreicht hatten, zeigt jedenfalls, dass sie die höheren Absolutwerte auf dieser Skala hatten. Wenngleich es der Hypothese entsprechen würde, macht es keinen Sinn, davon zu sprechen, dass diese Kinder «sicherer als die anderen sicher gebundenen Kinder» gebunden sind. Es mag tatsächlich so sein, dass die Qualität ihrer Bindung noch besser ist, dennoch sollte man bei allem Forschungsdrang und aller Detailgenauigkeit den Blick für das Wesentliche nicht aus den Augen verlieren. Sicherer als sicher gebunden zu sein ist gut, aber unwesentlich. Tatsache ist, dass in beiden Gruppen mehr als 90 % der Kinder sicher gebunden sind, und das ist, wenngleich es der Hypothese widerspricht, als erfreulich anzusehen. Offensichtlich hat die Intensivbehandlung trotz aller negativen Einflüsse nicht genug Macht gehabt, so ein lebenswichtiges Konstrukt wie die Bindung zwischen Mutter und Kind zu erschüttern.

Dies deckt sich mit dem Stand der Forschung. Macey (1987) untersuchte in einer Meta-Analyse mehrere Frühgeborenenstudien und kam zu dem Ergebnis, dass keine der re-analysierten Studien (Brown/Bakemann, 1980; Easterbrooks/Harmon, 1986; Field et al., 1981; Harmon/Culp, 1981; Minde et. al., 1984; Plunkett et al. 1985; Rode et al., 1981) Unterschiede in der Bindung zwischen Früh- und Reifgeborenen feststellen konnte. Eine der genannten Studien, jene von Plunkett et al. (1985), fand allerdings mehr Fälle von ängstlich-vermeidender (unsicherer) Bindung in der Gruppe der kranken Frühgeborenen. Macey et al. (1987) gehen daher davon aus, dass die robuste Natur des Bindungssystems dazu führt, dass es relativ unempfindlich für die Beeinträchtigung durch die Frühgeburt ist. Sie unterstellen außerdem, dass das Bindungsverhältnis aufgrund seiner großen biologischen Wichtigkeit für das Überleben und Wohlergehen des Kindes weniger anfällig für störende Einflüsse ist als andere Faktoren der Mutter-Kind-Beziehung.

Die Mutter-Kind-Interaktion – Wunder Punkt des Bindungssystems?

Field (1987) berichtet, dass zwar keine Bindungsunterschiede festzustellen sind zwischen Früh- und Reifgeborenen, aber deutliche Unterschiede in ihrer jeweiligen Interaktion mit der Mutter (siehe Theorieteil). Es scheint, als wäre die These von Macey gerechtfertigt und das Bindungssystem ist zu komplex, um von einem Störfaktor allein nachhaltig beeinflusst werden zu können. Stattdessen scheinen es Teilbereiche des komplexen Mutter-Kind-Gefüges zu sein, wie etwa die Interaktion, die von der Situation am Lebensanfang beeinträchtigt werden können. Die Bindung ist demnach als übergreifender Komplex anzusehen und die Interaktion als ein diese Bindung mit-beeinflussender Faktor. In der Experimentalhypothese dieser Studie enthalten war ja auch, dass die Kliniksituation direkten Einfluss habe auf die Interaktion und Kommunikation, und dass darüber letztlich die Weichen für die Bindung des Kindes gestellt werden. Bekommt eine Mutter mehr Kontakt zu ihrem Kind, kann sich ihr Interaktionsstil gegenüber dem Kind besser einspielen, was äußerst entscheidend ist; zumal sich dies in einer Phase ereignet, in der sich auch die Bindung der Mutter zum Kind manifestieren sollte. Es wurde gezeigt, dass die Frühgeburt und die sich daraus ergebende Kliniksituation die Einstellung zum Kind negativ beeinflusst (Purtscheller, 1985). Dies müsste auch die Interaktion mit dem Kind beeinträchtigen. Ist die Mutter weniger involviert in die Pflege ihres Kindes und kann sie kein richtiges Zusammengehörigkeitsgefühl entwickeln, so wird sie auch weniger feinfühlig für die kindlichen Signale sein, was wiederum Ausmaß und Qualität der Interaktion nachhaltig und langfristig beeinflussen müsste. Wenn nun die Forschung ergibt, dass die Feinfühligkeit der Mutter für ihr Kind letztlich über dessen Bindung zu ihr entscheidet, so müsste hier angenommen werden, dass es dann im Falle der klassisch behandelten Frühgeborenen zu einer weniger sicheren Bindung kommen müsste. Es gibt nun Hinweise, dass letztere nicht beeinträchtigt wird.

Es ist bekannt, dass sich die Mutter-Kind-Interaktion Frühgeborener von jener Reifgeborener unterscheidet. (Unüberprüfte) Hypothese vorliegender Studie ist nun, dass sie sich auch zwischen klassisch und sanft behandelten Frühgeborenen unterscheidet. Die Untersuchung dieses Tatbestandes war zwar nicht Inhalt dieser Studie, es kann jedoch aufgrund ihrer Ergebnisse künftigen Untersuchungen empfohlen werden, statt direkt die Bindung zu untersuchen, die in der Qualität der Mutter-Kind-Interaktion (und deren Auswirkungen auf andere Bereiche als die der Bindung) bestehenden Unterschiede zwischen sanft und klassisch gepflegten Kindern einem ausführlichen Vergleich zu unterziehen.

Die Zeit heilt alle Wunden?

Abgesehen von der Ansicht Macey's über die Unempfindlichkeit des Bindungssystems für frühe Kindheitserfahrungen dieser Art gibt es weitere Erklärungsmöglichkeiten für die nicht auszuweisenden Gruppenunterschiede in bezug auf die Bindungsklassifikation. Da die Tests im Alter von 6 bis 13 Jahren stattfanden, liegt es nahe zu argumentieren, die 2 bis 6 Wochen auf der NIPS könnten nicht allein für die Bindung 13 Jahre später verantwortlich sein. Dies scheint plausibel, denn wenn die ersten zwei Wochen des Lebens in so hohem Maße über die lebenslange Bindungsqualität entscheiden würden, wären die vielleicht bedeutendsten Bestandteile unserer Persönlichkeit und unseres Lebens determiniert von den Ereignissen dieser kurzen Zeitspanne und unempfindlich für alles, was danach kommt. Das wäre nicht nur trostlos, sondern ist auch nicht mit der Realität in Übereinstimmung zu bringen.

Man sollte meinen, dass Individuen trotz der Stabilität der Bindungsqualität anpassungsfähig sein müssten an sich verändernde Gegebenheiten. Sowohl Bindungstheoretiker als auch Psychiater konnten zeigen, dass die Konsequenzen negativer Erfahrungen am Lebensanfang teilweise durch spätere positive und förderliche Beziehungen wieder ausgeglichen werden können (Grossmann et al., 1988; Main et al., 1985; Rutter, 1988). Für den vorliegenden Fall heißt das, dass die eventuell negativen Einflüsse der Neugeborenenzeit durch positive Einflüsse nach der Entlassung oder später ausgeglichen werden können. Wenn die Lage sich entspannt hat, die Mutter mit dem Kind zu Hause ist, das Kind sich nach einem Jahr rein äußerlich nicht mehr von einem Reifgeborenen unterscheidet und Mutter und Kind bis dann zusammengewachsen sind, können die Jahre des positiven Zusammenseins die Negativität der ersten Lebenswochen durchaus wieder wett machen.

Abweisen der Bindung – Antwort auf frühkindliche Entbehrung und Frustration?

Wenn, in seltenen Fällen, diese «Wiedergutmachung» nicht ausreichend gelingt, so kann sich dies beim Kind in einem Verhalten zeigen, dass sich im Interview in den Bereichen «erlebter Ärger» und «Abweisen der Bindung» widerspiegelt. Nach Dollard et al. (1939) steht das «aggressive Verhalten» im Dienste der Reaktion auf Entbehrungserlebnisse (Frustrationen). Die Frustrationen können unmittelbar der Aggression vorausgehen (Eibl-Eibesfeldt, 1997), sie können aber auch aus frühkindlichen Entbehrungserlebnissen hervorgehen. Aus ethologischer Sicht ist dies umstritten, aus psychoanalytischer nicht. Die faszinierenden Arbeiten von Francois Dolto (1989), Caroline Eliacheff (1994) und Myriam Szeyer (1998) haben gezeigt, dass Entbehrungen und Trennungserlebnisse im Neugeborenenalter zu emotionalen Konflikten führen können, die sich schon bald nach der Geburt in körperlichen Symptomen ebenso wie im Verhalten äußern können. Diese Studien haben deutlich gemacht, dass die Neugeborenen nicht nur in bezug auf ihre Sinnesorgane und lebenswichtigen Funktionen «kompetent» sind, sondern dass sie auch ein äußerst feinfühliges Nervenkostüm besitzen, das sehr viel mehr spürt, als man ihnen zugetraut hat. Sie betonen die Notwendigkeit, dem Kind die Welt um es herum verbal zu strukturieren und zu «erklären».

> Das Kind [wurde] auf einmal von allem getrennt, was es zuvor gekannt hatte. Einmal mehr musste ich mich an die Forschungsergebnisse erinnern, um zu begreifen, dass ihm die Möglichkeit fehlte, eine Brücke zu schlagen, einen Weg zum Verständnis all der Erfahrungen zu finden, die es nun mit unbekannten Personen und völlig neuen Situationen machte. (Szeyer, 1998, S. 59).

Es zeigte sich, dass der abrupte Verlust der Mutter bei Trennungen, sei es wegen Klinikaufenthalt oder durch anonyme Geburt, schon beim Neugeborenen Entbehrungs- und Frustrationsgefühle auslösen kann, die nicht selten sofort oder auch verspätet zu selbstschädigendem Verhalten führten (z. B. Verweigerungen der Nahrung). Die Unverständlichkeit der mangelnden Verfügbarkeit der Mutter scheint für das Kind in jedem Alter als Frustration zu wirken, ebenso das unvorhersehbare Alleingelassenwerden von der Mutter. Die angeborene Erwartung, die Mutter in der Nähe zu wissen und «rufen» zu können, wenn sich das Kind unsicher oder alleingelassen fühlt, wird dann nicht erfüllt. Der Instinkt, Schutz bei der Mutter suchen zu können, und das

Bedürfnis, betreuendes Verhalten in ihr auszulösen, können nicht ausgelebt werden. Dies führt zu einer Steigerung der Frustration und unter Umständen zur Aggression.

Die Standard-Kinder erleben durch die lange körperliche Trennung und den längeren Klinikaufenthalt genau das eben beschriebene Szenario. Sie werden plötzlich von der Mutter getrennt, werden aber nicht, wie die Marcovich-Kinder, bald wieder mit ihr vereint. Sie erleben Stress, Schmerzen, vermutlich Angst und völlig neue Eindrücke, ohne bei all dem zwischenzeitlich Schutz bei der Mutter suchen und sich ihrer prinzipiellen Anwesenheit versichern zu können. Das Gefühl, allein gelassen zu sein, nichts auslösen zu können, kein Gegenüber anzutreffen, die vertrauten Geräusche und Stimmen nicht mehr zu hören, muss zwangsläufig von den Kindern als Entbehrung empfunden werden. Sieht man den verzweifelt in ihren hohen Tönen schreienden und wild mit dem Armen rudernden Frühgeborenen zu, so gewinnt man den Eindruck, sie würden Hände und Füße benutzen, um Aufmerksamkeit zu bekommen und in sichere Arme genommen zu werden. Dass das Nicht-Reagieren auf Signale oder das Im-Anderen-keine-Reaktion-hervorrufen-Können sowie die Nicht-Erfüllung von Bedürfnissen frustrierend und aggressionsauslösend wirken kann, ist allgemein bestätigt (Hassenstein, 1973). Außerdem stellt aggressives Verhalten bei emotionaler Frustration auch einen Schutzmechanismus dar. Gleiches gilt für das «Abweisen der Bindung». Es wird davon ausgegangen, dass der erlebte und damit unverarbeitete Ärger sowie das «Abweisen der Bindung» Schutzmechanismen gegen die eigene Verletzlichkeit in Bezug auf das Bedürfnis nach Verfügbarkeit und Feinfühligkeit der Bezugsperson darstellen.

Erlebt das Kind eine mangelnde Verfügbarkeit der Bezugsperson sowie mangelnde Erfolge beim Auslösen von Reaktionen auf seine Signale, so wird es letztlich resignieren und jegliche Versuche in dieser Hinsicht aufgeben. Um sich nicht einzugestehen, wie sehr es sich nach Fürsorge sehnt, weist das Kind jegliches Bedürfnis nach Bindung ab. Es gesteht sich damit weder seine eigene Verletzlichkeit noch die Bedeutung der Beziehung ein. Die Unvereinbarkeit von Wunsch nach Nähe und Selbstschutz löst auf Dauer, so wird vermutet, aggressive Gefühle aus. In Bezug auf die Gruppenunterschiede im untersuchten Sample wird daher angenommen, dass die Marcovich-Kinder (und letztlich auch ihre Mütter) diese Entbehrung nicht so stark erleben mussten wie die klassisch behandelten Kinder. Zum «Abweisen der Bindung» scheint es jedoch erst dann zu kommen, wenn sich die Feinfühligkeit und die Verfügbarkeit der Bezugsperson auch nach der Entlassung nicht einstellt.

13. Frühgeborenenpflege und «soziale Kompetenz»

Was die Befunde der emotionalen Lage und Verhaltensprobleme betrifft, so zeigte sich, dass sich die Marcovich-Kinder durch mehr soziale Kompetenz, größere emotionale Offenheit, weniger «Abweisen der Bindung» und weniger «erlebten Ärger» auszeichnen.

Soziale Kompetenz wird üblicherweise mit sicherer Bindung in Verbindung gebracht. Bindungstheoretiker argumentieren, dass feinfühlige Mütter sicher gebundene Kinder hervorbringen würden, welche sich dann als sozial kompetent erweisen (Hinde/Stevenson-Hinde, 1991). Es wird jedoch selten der Frage nachgegangen, warum das so ist. Es wird häufig argumentiert, die Beziehung zwischen sicherer Bindung und sozialer Kompetenz sei Teil der menschlichen Natur (Hinde/Stevenson-Hinde, 1991). Evolutionstheoretisch wird davon ausgegangen, dass die natürliche Auslese die Reaktion auf Kindheitserlebnisse derart gestaltet hat, dass das Überleben und das reproduktive Potential des Individuums in den zukünftigen Umweltbedingungen gesichert ist. Der einzige Vorhersagefaktor für zukünftige Umweltbedingungen für das kleine Kind ist seine aktuelle Umwelt. Es dürfte also von Natur aus so vorgesehen sein, dass das Menschenkind seine augenblickliche Situation zum Maßstab nimmt für zukünftige Situationen, um Charaktermerkmale bzw. Fähigkeiten zu entwickeln, die für diese antizipierte Umwelt optimal bzw. ihr angepasst sind (Hinde/Hinde-Stevenson, 1991). Die Forschung scheint diese Ansicht zu bestätigen – feinfühlige, liebevolle und warmherzige Umsorgung von der eigenen Mutter wird vor allem von jenen Erwachsenen erinnert, die im Gegenzug auch zu ihren eigenen Kindern feinfühlig und liebevoll sind (Grossmann et al., 1988; Main et al., 1985; Sroufe/Fleeson, 1988).

Wenn man von der engen Beziehung zwischen sicherer Bindung und sozialer Kompetenz ausgeht, so stellt sich die Frage, warum die Marcovich-Kinder sich als sozial kompetenter erweisen. Unter sozialer Kompetenz versteht man das Ergebnis der Entwicklung von sozialem Wissen und Verstehen, welches die Bewältigung von Anforderungen der Interaktion zwischen Menschen in spezifischen Kontexten erleichtert, sofern letztere vom Selbst wie anderen als erfolgreich bewertet wird und deshalb langfristig gelungene psychosoziale Anpassung verwirklicht. Der Verweis auf den Kontext von Interaktionen und die Bewertung des Erfolgs machen deutlich, dass sich in sozialer Kompetenz die Werte und Erwartungen einer Kultur spiegeln. (Yeates/Selman, 1989).

Während man früher davon ausging, dass Kleinkinder bis weit ins zweite Lebensjahr hinein sozial inkompetent seien, so weiß man heute, dass bereits zwei Monate alte Säuglinge durch Gesichtsausdruck, Lautgebung und Gesten emotionelle Mitteilungen machen und über Gesicht und Gehör allein mit der Mutter in affektionelle Interaktion treten können (Eibl-Eibesfeldt, 1997; Trevarthen, 1981). Die Erfahrung, dass seine Emotionen erkannt und geteilt bzw. gespiegelt werden (und das Kind damit in der Aussendung seiner emotionalen Signale erfolgreich ist) ist entscheidend dafür, ob das Kind die Fähigkeit entwickelt, selbst Emotionen in Anderen zu erkennen und zu spiegeln. Ein Kind, das häufig Zurückweisung oder Ignorieren von Gefühlen wie Ärger, Kummer und Leid erfährt, lernt, die Mitteilung solcher Gefühle zu vermeiden. Es ist auf sich allein gestellt «und seine soziale Kompetenzentwicklung in Richtung Selbstgenügsamkeit vorgezeichnet» (Grossmann, 1993). Man könnte demnach argumentieren, dass die Marcovich-Kinder, nachdem ihnen mehr Kontakt und Interaktion mit den Eltern ermöglicht wurde, zum einen mehr Chancen hatten, von der Mutter in ihrem Emotionen «gespiegelt» zu werden, und damit im Verstehen von Gefühlszuständen besser geschult wurden. Zum anderen könnte man aber auch sagen, dass die Mütter der Marcovich-Kinder früher die Chance bekamen, feinfühlig zu werden, die Signale und Gemütszustände ihrer Kinder lesen zu lernen, und diese daher besser spiegeln konnten.

Die Kinder der Standard-Gruppe lagen in bezug auf die soziale Kompetenz ja auch im Normbereich, d. h., die These des Zusammenhangs mit der sicheren Bindung ist somit nicht erschüttert. Allerdings scheinen die Marcovich-Kinder *noch* kompetenter zu sein. In diesem Fall ist die Steigerung jedoch nicht völlig irrelevant. Auch hier ist es zwar als erfreulich zu werten, dass alle Kinder aus beiden Gruppen den Reifgeborenen in nichts nachstehen und selbst die Kliniksituation nicht zu einem Mangel an sozialer Kompetenz führt. Dennoch kann man mit Recht die These postulieren, dass die besseren Werte der Marcovich-Kinder daher rühren, dass die Kommunikation emotionaler Inhalte und das gegenseitige Spiegeln von Emotionen durch den bei Marcovich ermöglichten frühen Kontakt besser gefördert wird und diese Kommunikation im Verlauf der ersten Lebensjahre besser gelingt als bei den in ihrem frühen Kontakt behinderten, klassisch gepflegten Kindern.

Emotionale Offenheit – eine Frage der Kultur?

Die Unterschiede in der emotionalen Offenheit müssen jedenfalls auf die gleichen Ursachen zurückgeführt werden. Denn die Fähigkeit, emotionale Zustände in sich und anderen zu erkennen und zu äußern, resultiert ja aus der Fähigkeit der Eltern, dem Kind das Verständnis für seine eigenen Emotionen und diejenigen Anderer verständlich zu machen. Auch die Art und Weise, wie Eltern ihre eigenen Emotionen erkennen und ausdrücken, fördert die Fähigkeit zur emotionalen Offenheit beim Kind. Dass emotionale Offenheit und soziale Kompetenz eng verbunden sind, liegt auf der Hand. Emotionale Offenheit dürfte soziale Kompetenz zur Folge haben, da sie die Interaktion mit anderen durch die Fähigkeit zur Äußerung und Zuschreibung von Gefühlszuständen erleichtert und demnach positiv beeinflusst. Die im Zusammenhang mit der sozialen Kompetenz geäußerten Ursachen für die Unterschiede zwischen den Gruppen gelten demnach für die emotionale Offenheit in gleichem Maße. Da, wie Yeates/Selman (1989) vorschlagen, in der sozialen Kompetenz (und damit auch in der emotionalen Offenheit) auch die Werte und Erwartungen einer Kultur zum Tragen kommen, wäre es interessant zu untersuchen, ob die Erwartungen bezüglich emotionaler Offenheit sich im sozialen und kulturellen Kontext der beiden Gruppen unterschieden.

Natürlich entstammen beide Gruppen dem selben Land und dürften demnach den gleichen kulturellen Kontext erfahren haben. Auch wenn direkte Beweise fehlen, scheint es doch so, als sei die Kultur der Wiener Gesellschaft deutlich von jener der Tiroler zu unterscheiden, und als würden je andere Normen das Verhalten der beiden Volksuntergruppen determinieren.[9]

---

9 Anmerkung der Verfasserin: Ich habe selbst acht Jahre in Wien und mittlerweile sechs Jahre in Tirol gelebt und würde rein gefühlsmäßig die Hypothese unterschreiben, dass die Tiroler weniger emotional offen sind, wobei ich damit nicht sagen kann, dass sie sozial weniger kompetent wären. Aber dies sind natürlich nur Annahmen, es wäre jedoch meines Erachtens eine Überprüfung wert.

Von den Tirolern wird im Alltag berichtet, sie seien eher «verstockt», wenig «aus sich herausgehend» und würden generell wenig Emotionen nach außen tragen. Von den Wienern ist in dieser Hinsicht nichts Entsprechendes bekannt. Es wäre nun interessant zu untersuchen, ob sich die Tiroler generell in ihrer emotionalen Offenheit von den Wienern unterscheiden und die Gruppenunterschiede auch daher rühren könnten, dass die Mitteilung von Emotionen in der Tiroler Gesellschaftskultur unüblicher ist als bei den Ostösterreichern, und die Eltern der Standard-Gruppe (fast allesamt Tiroler) dies demnach ihren Kindern nicht in dem gleichen Masse weitergeben konnten, wie diejenigen der Marcovich-Gruppe (allesamt Wiener). Eibl-Eibesfeldt (1997) gibt zu bedenken, dass es gegenwärtig in unserer anonymen Gesellschaft ganz generell verbreitet ist, das Gesicht zu wahren und es zu vermeiden, Gefühle zu zeigen. Man möchte keine Schwäche zeigen, damit andere dies nicht ausnützen, ein repressives Dominanzverhältnis herzustellen.

Abgesehen davon ist noch das Ergebnis zu berücksichtigen, dass (insignifikant) mehr Standard-Kinder Auffälligkeiten im Bereich des «sozialen Rückzugs» zeigten, was die Befunde bezüglich emotionaler Offenheit und sozialer Kompetenz ebenfalls beeinflusst haben könnte. Es ist schwer zu sagen, ob der soziale Rückzug Folge der geringeren sozialen Kompetenz und emotionalen Offenheit war oder umgekehrt. Da jedoch diese beiden Werte ja prinzipiell im Normbereich lagen, scheint es eher so, als wären die Möglichkeiten für eine erfolgreiche soziale Interaktion gegeben, der soziale Rückzug jedoch durch andere Faktoren bedingt. Andererseits muss man davon ausgehen, dass sozialer Rückzug und soziale Kompetenz, respektive emotionale Offenheit, sich gegenseitig beeinflussen. Ist ein Kind weniger in der Lage, die Gefühlszustände anderer zu verstehen, wird es sich auf Dauer aus der sozialen Interaktion zurückziehen. Tut es das jedoch, wird es aufgrund der mangelnden sozialen Kontakte die emotionalen Gemütszustände der Anderen immer weniger verstehen können, da es keine Erfahrungen im Umgang mit diesen Gefühlen sammeln kann.

Bei den Kindern mit auffälligen Werten im Bereich des «sozialen Rückzugs» handelt es sich unter anderem um Zwillingsbrüder, die auch im Bereich der «emotionalen Offenheit» sehr niedrige Werte erzielten. Die Mutter schien an sich sehr liebevoll, feinfühlig und sozial kompetent zu sein, dennoch waren beide Kinder extrem schüchtern und verschlossen. Die Argumentation ist plausibel, dass die Zwillingsschaft dazu führt, dass die Kinder «sich selbst genug» sind und den sozialen Kontakt weniger nötig haben und seltener aktiv aufsuchen, und damit auch weniger Kompetenzen in dieser Hinsicht entwickeln. Denn es gehört vermutlich weniger Kompetenz dazu, die Gemütszustände seines Zwillingsbruders zu verstehen als diejenigen fremder Menschen. In Anbetracht des kleinen Samples der vorliegenden Untersuchung kann davon ausgegangen werden, dass die niedrigeren Werte der Gruppe nicht durch die Art der Frühgeborenenpflege entstanden sind, sondern durch dieses Geschwisterpärchen verfälscht wurden.

14. Frühgeborenenpflege und emotionale Kohärenz

Des weiteren wurden signifikante Unterschiede in der Kohärenz nachgewiesen. Die Marcovich-Kinder zeichneten sich im Interview durch signifikant bessere Kohärenz aus. Abgesehen von traditionellen Variablen wie Kommunikation, Aggression und Rückzug untersucht die Bindungsforschung auch individuelle Verhaltensstrategien, z. B. wie die Person ihre persönlichen und sozialen Ressourcen auf verschiedenste Weise integriert, um den Anforderungen ihrer Umwelt gerecht zu werden (Grossmann/Grossmann, 1991). Tatsächlich bedeutet «Kohärenz» (Sroufe, 1979; Main et al., 1985) die Fähigkeit, widersprüchliche Informationen zu integrieren, des weiteren die Fähigkeit des Individuums, emotionale Inhalte durch offene Kommunikation zur Sprache zu bringen und diese für seine emotionale Gesundheit zu nutzen.

Main (1991) bringt Kohärenz in Zusammenhang mit dem Bindungsstil. Die sprachliche und inhaltliche Kohärenz im Bindungsinterview spricht dafür, dass das sicher gebundene Kind mit einem einzigen Modell von bindungsspezifischen Erfahrungen arbeitet. Ein unsicher gebundenes Kind hingegen wird verschiedene Modelle bindungsbezogener Erfahrungen darstellen. (Johnson-Laird, 1983). Main/Goldwyn (zitiert aus Parkes et al., 1991) bringen die Kohärenz der Mutter im Erwachsenen-Bindungsinterview mit dem Verhalten des Kindes in der *strange situation* in Verbindung, Crowell/Feldman (1988) mit dem Verhalten der Mutter gegenüber dem Kind. Man kann also davon ausgehen, dass ein Kind, das eine hohe Kohärenz im Interview aufweist, nur ein einziges Arbeitsmodell von Bindung, und damit ein in sich gebundenes, schlüssiges Bild von seiner Bindung zu seinen Bezugspersonen verinnerlicht hat. Damit sollte es der Theorie nach in der Lage sein, auch in der Schilderung von Emotionen und Beziehungen ein kohärentes, in sich geschlossenes Bild dazustellen, das zudem die positiven und negativen Anteile der Beziehung integriert.

Von Bowlby (1973) stammt die Bezeichnung *multiple models*, die die Existenz mehrerer Modelle ausdrücken soll, welche widersprüchlich oder inkompatibel sind, weil zwei oder mehrere davon nicht gleichzeitig zutreffen können. (Beispiel: «Meine Mutter liebt mich und tut alles für mich.» Gegen: «Meine Mutter ist abweisend und interessiert sich nicht für meine Belange.» *(Inhaltlicher Konflikt)* Oder: «Ich hoffe dass mein Vater bald auszieht und weggeht.» Gegen: «Ich habe Angst, dass mein Vater bald auszieht und uns verlässt.» *(Konflikt der Einstellungen bzw. Wünsche).*) Dennoch beziehen sich die Modelle auf ein und den selben Ausschnitt der Realität.

> Bowlby's concept of multiple models refers not to the diversity of models of different parts or aspects of reality [...], but rather to multiple and implicitly contradictory models of the same aspect of reality. It refers, in short, to multiple models of a thing which ought to have a singular model. (Main, 1991, S. 132).

Man kann davon ausgehen, dass sich so ein schlüssiges Modell von Bindung, wie es sicher gebundene Kinder aufweisen, dadurch bildet, dass das Kind die Eltern als einheitlich in ihrem Verhalten, zuverlässig in der Beantwortung seiner Bedürfnisse und beständig in ihrer grundsätzlichen, dem Kind vermittelten Zuneigung erlebt. Ein Kind, dass ein einziges Modell von Bindung internalisiert hat, müsste auch im Interview schlüssiger und konstanter ein gleichbleibendes Bild von seinem *inner working model* von Bindungsbeziehungen zeichnen. Dass die Marcovich-Kinder dies besser tun, lässt daher den Schluss zu, dass sie, wenngleich auch zum großen Teil sicher gebunden, mehr die Erfahrung gemacht haben, dass ihre Eltern verlässlich sind, dass sie beständig und gleichbleibend in der Vermittlung ihrer Zuneigung dem Kind gegenüber sind. Ein Kind dieser Einstellung würde sagen: «Heute hat die Mama mich zurückgewiesen, weil sie ärgerlich war, aber im Grunde liebt sie mich.» Das Kind kann positive und negative Anteile in einer Person integrieren und hat ein zuverlässiges Bild von der Bezugsperson, das nicht von Einzelereignissen erschüttert werden kann. Ein Kind, das dazu nicht fähig ist, kennt Beispiele, die dafür sprechen, dass die Mutter es hasst, sowie solche, die dafür sprechen, dass die Mutter es liebt - es ist aber im ständigen Konflikt zwischen diesen beiden Bildern und hat sich innerlich nicht für eines von beiden «entschieden».

Es wäre anzunehmen, dass die Mütter der Standard-Kinder durch die lange Trennung und die intensivere Kliniksituation (siehe Theorieteil) und den dadurch beeinträchtigten *bonding*-Prozess selbst ambivalenter sind in Einstellung und Verhalten zum Kind und das Kind diese Ambivalenz von Anfang an spürt. Zum einen sind die Mütter vermutlich selbst hin- und hergeworfen zwischen: «Ich liebe mein Kind und will ihm helfen», und: «Das soll mein Kind sein? Ich kenne es gar nicht!». Die Mütter sind dadurch, dass sie später in die Pflege einbezogen werden, unsicherer im Lesen seiner Signale und damit unter Umständen tatsächlich unvorhersehbarer und wechselhafter. Wie im Theorieteil beschrieben, sind aggressive Gefühle gegenüber dem Kind bei Frühgeburten nicht selten. Es wird jedoch davon ausgegangen, dass die sofortige Kontaktaufnahme bei Marcovich und die damit verbundene Stimulierung des *bonding*-Prozesses dieser Aggression und damit der gefühlsmäßigen Ambivalenz bei der Mutter entgegenwirkt. Da aber die Standard-Kinder trotzdem sicher gebunden sind, bleiben die mütterlichen Ambivalenzgefühle nicht auf lange Sicht bestehen – sonst wäre keine sichere Bindung möglich. Es scheint daher tatsächlich so, als ob die durch das kurzfristige Trauma ausgelöste Ambivalenz sich nach der Entlassung und dem nachträglichen Zusammenwachsen zwischen Mutter und Kind wieder verliert und, wenn auch etwas verspätet, doch noch zu feinfühligem Verhalten seitens der Mutter führt, während die Ambivalenz bei Müttern unsicher gebundener Kinder nicht allein auf das Trauma, sondern vermutlich auf tiefersitzende, intrapsychische Faktoren zurückzuführen ist, die sich nicht wie im anderen Fall nach einer Weile wieder verlieren.

15. Frühgeburt und ängstlich-depressive Störungen

Weitere zu erwähnende, wenngleich nicht signifikante Ergebnisse sind die Häufigkeiten von emotionalen und Verhaltensauffälligkeiten. Wenngleich die Gruppen sich nicht signifikant unterschieden, so zeigen die prozentualen Anteile an Auffälligkeiten doch Tendenzen auf, die Beachtung verdienen. So scheinen Marcovich-Kinder entgegen allen Prognosen mehr Aufmerksamkeitsprobleme zu haben. Obwohl nicht versucht werden soll, der Hypothese wiedersprechende Ergebnisse als Artefakte und hypothesenkonforme als ernstzunehmende Resultate darzustellen, wird hier angenommen, dass es sich um Zufallswerte handelt, die aus der geringen Stichprobengröße resultieren.

Mehr Beachtung fordert jedoch das Ergebnis, dass alle untersuchten Kinder, die Standard-Kinder noch häufiger und schwerwiegender als die Marcovich-Kinder, zu ängstlich-depressiven Störungen neigen. Die Annahme liegt nahe, dass die ängstlich-depressive Befindlichkeit mit dem Alleingelassenwerden und dem mangelnden Sicherheitsgefühl durch die Abwesenheit der Mutter sowie der Unvorhersehbarkeit der Ereignisse zusammenhängt. Das Gefühl des «Gehaltenseins» scheint hier wiederholt erwähnenswert – vermutlich führt eine nicht ausreichende Befriedigung dieses Bedürfnisses zu den ängstlich-depressiven Symptomen. Häufig wird Depression mit unausgelebter Trauer und Objektverlust in Verbindung gebracht, was ja durchaus dem Erleben des Frühgeborenen entspricht, ob es nun postpartal bei Marcovich ist oder nicht. Es wird auf jeden Fall allzu früh von seiner Mutter getrennt und der restlichen symbiotischen Zweisamkeit der Schwangerschaft und gegenseitigen Bezogenheit beraubt. Dass die betroffenen Marcovich-Kinder nur im Grenzbereich der Auffälligkeit liegen, während die Standard-Kinder deutliche Auffälligkeiten zeigen, legt nahe, dass der Ansatz von Marcovich richtig ist und die frühe Zusammenführung von Mutter und Kind essentiell für die emotionale Entwicklung beider – als Individuum und als Dyade.

16. Schlussbemerkung

Es ist klar, dass die vorliegende Studie sich auf ein zu kleines Sample bezieht, als dass statistisch über jeden Zweifel erhabene Ergebnisse zu erzielen wären, die dann ein allgemeines Umdenken in der Versorgung Frühgeborener bewirken könnten. Auch weist die Studie verschiedene kleinere Defizite auf, so etwa bei der Rekrutierung sowie in bezug auf die mangelnde *inter-rater-reliability*. Auch die Tatsache, dass die Interviews von mir allein durchgeführt, transkribiert und ausgewertet wurden, lässt die Ergebnisse als weniger aussagekräftig erscheinen.

Dennoch wurde die Studie so effizient wie möglich durchgeführt und zeigt deutliche Trends auf, die es weiter zu verfolgen gilt. Ich bin der festen Überzeugung, dass die gefundenen Unterschiede sich in einer großangelegten Studie erneut manifestieren würden und die in dieser Studie leider nicht signifikant auszuweisenden Trends sich als signifikant erweisen würden. Wenngleich die Frühgeburtlichkeit glücklicherweise nicht die Bindungsqualität zu beeinflussen scheint, so doch die Interaktion, welche wiederum Auswirkungen auf emotionale und Verhaltensprobleme hat.

Wichtig wäre eine detailliertere Untersuchung der ängstlich-depressiven Symptome bei Frühgeborenen, da ängstlich-depressive Auffälligkeiten im Kindesalter nicht selten «chronifizieren» und das Empfinden und Erleben bis ins Erwachsenenalter hinein ganz entscheidend negativ beeinflussen können.

Ebenfalls näher untersuchenswert scheint mir die Verarbeitung der Frühgeburt durch die Mutter zu sein. Hier wäre interessant zu wissen, inwiefern sich die Mütter schon vor der Frühgeburt in ihrer psychischen Stabilität und Persönlichkeit von anderen Schwangeren unterscheiden. Denn nachdem nachgewiesen wurde, dass ambivalente Gefühle gegenüber der Schwangerschaft nicht selten zu Frühgeburten und anderen Komplikationen führen, ist zu fragen, inwiefern Ergebnisse zur Mutter-Kind-Interaktion sowie zur Verarbeitung der Krise nur in der Kliniksituation oder auch in der Persönlichkeit der Mutter begründet sind.

Als Fazit dieser Untersuchung ist festzuhalten, dass die Kinder sich nicht wesentlich bezüglich ihrer Bindungsqualität unterscheiden, was darauf zurückgeführt wird, dass die Defizite an mütterlicher Nähe und Feinfühligkeit im Falle mangelnden Kontakts aus der Perinatalzeit offensichtlich aus einer passageren emotionalen Krise resultieren und in den Monaten und Jahren nach der Entlassung soweit ausgeglichen werden können, dass die lebensnotwendige Bindung doch noch zu einer «sicheren» werden kann. Die Unterschiede in der emotionalen Offenheit, der Anerkennung der Bedeutung der Beziehung, der Kohärenz und des Ärgers zwischen beiden Gruppen lassen jedoch darauf schließen, dass der Ansatz von Marcovich richtig war und die Interaktion, Kommunikation und den emotionalen Austausch zwischen Mutter und Kind derartig positiv beeinflusst, dass die Kinder auch auf lange Sicht sozial kompetenter sind.

Diese Arbeit hat Trends zutage treten lassen, die es zukünftigen Forschungsvorhaben größeren Ausmaßes ermöglichen sollte, gezielt diese Faktoren zu beleuchten. Ich hoffe zudem, mit dieser Arbeit einen kleinen Beitrag geleistet zu haben, die Ärzte- und Pflegschaft ein wenig zur «Be*sinn*ung» zu bringen und die Behandlung der kleinsten Menschenkinder wieder dem Zustand näher zu bringen, den die Natur für den Anfang des Lebens vorgesehen hat – in der Nähe ihrer Mutter, mit so viel Kontakt und so wenig künstlicher Einflussnahme wie möglich.

Ich möchte schließen mit geliehenen Worten, die ich geringfügig an meine Interessen angepasst habe:

> Die Zukunft liegt nicht in der rosaroten, mit Plüschtieren und Schaffellen tapezierten neonatologischen Intensivstation. Oder in der mit grellem Froschgrün ausgesprayten Alternativ-Gebärbox eines Kreißsaals, der mit allen Gags moderner Geburtshilfe wie Bällen, Ringen, Reifen und so weiter ausgestattet ist. Die High-Tech-Medizin kann nicht im alternativen *back-to-nature*-Trend an Humanität gewinnen. Es genügt zu erkennen, dass die meist risikobehaftete, zu frühe Geburt aus der Mutter-Kind-Einheit der Schwangerschaft noch lange nicht reife und emotional gelöste Individuen gemacht hat. Gerade in der Intensivpflege des Neugeborenen muss die Respektierung und Einbeziehung aller Bedürfnisse der Mütter und des Kindes, seien sie körperlich oder seelisch, zur Selbstverständlichkeit werden, ohne die der gesamte intensivmedizinische Aufwand sich selbst relativiert und ad absurdum führt.

Viele moderne Pädiatriestationen leben heute noch in der Vorzeit psychologischer Erkenntnisse. Manch sogenanntes ‹primitives› Entwicklungsland bietet humanere und psychologisch adäquatere Bedingungen für die junge Mutter und das Kind.

Aber da es in der humanistischen und wissenschaftlichen Entwicklung nie ein Zurück gibt, kann es auch auf dem Gebiet der Psychologie auf der neonatologischen Intensivstation nur ein Vorwärts unter Reflexion und Einbeziehung verschiedener hilfreicher para- und interdisziplinärer Erkenntnisse geben. Dies kostet nichts und ist aus Sicht der Betroffenen die wesentlichste Qualitäts- und Effizienzsicherung. (Frei nach Dunitz/Scheer, 1998).

Literaturverzeichnis

Ainsworth, M. D. S./Wittig, B. A. (1969). Attachment and the exploratory behaviour of one-year-olds in a strange situation. In Foss, B. M. (Hrsg.): *Determinants of Infant Behaviour*, 4, 113–36. London: Methuen.
Ainsworth, M. D. S. (1982). Attachment: retrospect and prospect. In: Parkes, C. M./Stevenson-Hinde, J. (Hrsg), *The Place of Attachment in Human Behaviour* (p. 3–30). NY: Basic Books.
Ainsworth, M. D. S./Bell, S. M./Stayton, D. J. (1974). Infant-mother attachment and social development: «Socialisation» as a product of reciprocal responsiveness to signals. In: Richards, M. R. (Ed), *The integration of the child into a social world*. London: Cambridge University Press.
Als, H./Lester, B./Brazelton, T. B. (1979). Dynamics of the behavior or organisation of the premature infant: a theoretical perspective. Part III, 173–193. In: Field, T. M. (Hrsg.): *Infants born at risk*. NY: SP Medical/Scientific Books.
Barnard, K. (1975). *A program of stimulation for infants born prematurely*. Seattle: University of Washington Press.
Beckwith, L./Cohen, S. E. (1976). Caregiver-infant interaction and early cognitive development in preterm infants. *Child Development, 47,* 579–587.
Bölter, D. (1984). *Postpartale Affektabwehr bei Müttern frühgeborener Kinder*. Inaugural-Dissertation, Justus-Liebig-Universität Gießen.
Bowlby, J. (1969). *Attachment and Loss,* vol. 1: Attachment. NY: Basic Books.
Bowlby, J. (1973). *Attachment and Loss,* vol. 2: Separations: Anxiety and Anger. NY: Basic Books.
Bowlby, J. (1979). *The making and breaking of affectional bonds*. London: Tavistock Publ.
Bowlby, J. (1982). Attachment and Loss. Retrospect and Prospect. *American Journal of Orthopsychiatry, 52* (4), 644–77.
Brazelton, T. B. (1979). The infant as a focus of family reciprocity. In: Lewis, M./Rosenlum, L. A. (Hrsg.): *The child and its family,* 29–44. N Y: Plenum.
Brazelton, T. B./Tronick, E./Adamson, L./Als, H./Wise, S. (1975). Early mother – infant reciprocity. In: Porter, R./O'Connor, M. A. (Hrsg.): *Parent-infant interaction*. Ciba Found. Symp., 33, 137–149.
Brey, J. (1962). Zum Thema «Ursachen der Frühgeburt». *Zentralblatt für Gynäkologie, 84. Jg., 26,* 977–983.
Brown, J. V./Bakeman, R. (1980). Relationships of human mothers with their infants during the first year of life; effect of prematurity. In: Bell, R. W./Smotherman, W. P.: *Maternal influences and early behaviour*. 353–373. NY: Spectrum Publications.

Bukatko, D./Daehler, M. W. (1995). *Child Development. A thematic approach.* 2nd edition. Boston: Houghton Mifflin Comp.
Buser, K. (1998). Krankheit und soziale Lage. Sonderfall Neurodermitis. *Gesundheitswesen,* 60, 311–316.
Campell, S. B. G./Taylor, P. M. (1980). Bonding and attachment: theoretical perspectives and empirical findings. Presented as part of a symposium entitled: The bidirectionality of attachment: Longitudinal Perspectives in Infant and Maternal Attachment. *Int. Conf. On Infant Studies,* New Haven, Conneticut.
Cassidy, J./Berlin, L. (1994). The insecure/ambivalent pattern of attachment: Theory and research. *Child Development,* 65, 971–991.
Chateau, P. de/Wilberg, B. (1977). Long term effect of mother-infant behavior of extra contact during the first hour post partum. I. First observations at 36 hrs. *Acta Paedr. Scand.,* 66, 137–144.
Christner, J. (1999). *Abiturwissen Biologie: Verhaltensbiologie.* Stuttgart: Ernst-Klett.
Crnic, K. A./Ragozin, A. S./Greenberg, M. T./Robinson, N. M./Basham, R. B.(1983). Social interaction and developmental competence of preterm and fullterm infants during the first year of life. *Child Development,* 54, 1199–1210.
Crowell, J./Feldman, S. (1988). The effects of mothers internal models of relations and children's developmental and behavioural status on mother-child interactions. *Child Development,* 59, 1273–85.
Darwin, Ch. (1859). *Origin of Species.* NY: Philosophical Library.
deHirsch, K./Jansky, J. J./Langford, W. S. (1964). The oral language performance of premature children and controls. *Journal of Speech and Hearing Disorders,* 29, 60–69.
deJong (1999). In: Marcovich, M./deJong, T. M. (a. a. O.)
DiVitto, B./Goldberg, S. (1979). The effects of newborn medical status on early parent-infant interaction. In: Field, T. M./Sostek, A. M./Golberg, S./Shuman, H. H. (Hrsg.): *Infants born at risk.* NY: Spektrum.
Dollard, J./Miller, N. E. (1950). *Personality and Psychotherapy.* New York: McGraw Hill.
Dollard, J./Doob, L. W./Miller, N. E./Mowrer, O. H. und Sears, R. R. (1939). *Frustration und Aggression.* New Haven: Yale University Press.
Dolto, F. (1989). *Fallstudien zur Kinderanalyse.* Stuttgart: Klett-Cotta.
Döpfner, M. P./Lück, J./Bölte, S./Lenz, K./Melchers, P./Heim, K. (1998). Elternfragebogen über das Verhalten von Kindern und Jugendlichen. Deutsche Bearbeitung der Child Behavior Checklist (CBCL/4–18). Einführung und Anleitung zur Handauswertung.
Dornes, M. (1998). Bindungstheorie und Psychoanalyse. *Psyche, 52 (4).* S. 299–248.
Dunitz. M./Scheer, P. J. (1998). Psychotherapie auf der neonatologischen Intensivstation. In: Klitzing, K. von: *Psychotherapie in der frühen Kindheit.* Göttingen: Vandenhoeck & Ruprecht.
Easterbrooks, M. A./Harmon, R. J. (1986). *Perinatal risk, attachment and the transition to parenthood.* Paper presented at the International Conference on Infant Studies, L. A., USA.
Easterbrooks, M. A. (1989). Quality of Attachment to Mother and to Father: Effects of Perinatal Risk Status. *Child Development,* 60, 825–830.
Egeland, B./Vaugh, B. (1981). Failure of «bond formation» as a cause of abuse, neglect and maltreatment. *American Journal of Orthopsychiatry,* 51, 78–84.

Ehrlich, C. H./Shapiro, E./Kimball, B. D./Huttner, M. Communication skills in five year old children with high risk neonatal histories. *Journal of Speech and Hearing Research, 16,* 522–529.
Eibl-Eibesfeldt, I. (1967). Concepts of ethology and their significance for the stud of human behaviour. In: Stevenson, H. W., (Hrsg.): *Early Behaviour, Comparative and Developmental Approaches.* NY: Wiley, 127–146.
Eibl-Eibesfeldt, I. (1970). Liebe und Hass. Zur Naturgeschichte elementarer Verhaltensweisen. München: Piper.
Eibl-Eibesfeldt, I. (1984). Ursprung und soziale Funktion des Objektbesitzes. In: Eggers, Ch. (Hrsg.): *Bindungen und Besitzdenken beim Kleinkind.* München: Urban und Schwarzenberg.
Eibl-Eibesfeldt, I. (1997). Die Biologie des menschlichen Verhaltens. Grundriß der Humanethologie. Weyarn: Seehamer.
Eliacheff, C. (1994). *Das Kind, das eine Katze sein wollte. Psychoanalytische Arbeit mit Säuglingen und Kleinkindern.* München: Kunstmann.
Field, T.(1987). Interaction and Attachment in Normal and Atypical Infants. *Journal of Consulting and Clinical Psychology, 55,* 6, 853–859.
Field, T./Dempsey, J./Shuman, H. H. (1981). Developmental follow-up of pre- and postterm infants. In: Friedman, S./Sigman, M. (Hrsg.): *Preterm birth and psychological development.* (299–311). NY: Academic Press.
Field, T. M. (1980): Interactions of preterm and term infants with their lower- and middleclass teenage and adult mothers. In: Field, T. M.: *High risk infants and children. Adult and peer interactions.* NY: Academic Press.
Field, T. M. (1979). Games parents play with normal and high risk infants. *Child Psychiatry/Human Development, 10,* 41–48.
Freud, S. (1940). *An outline of psychoanalysis.* S. 7–127. London: Hogarth Press.
Freud, W. E. (1995). Attempts at understanding the most promising paradigm of the neonatal intensive care: some essential though less tangible aspects of the Marcovich model. Vortrag, gehalten auf dem 11th *International Congress of Psychosomatic Obstetrics and Gynecology,* Basel, 21–24 Mai 1995.
Friedman, S./Wertheimer, M. (1981). Sensory processing in pre- and fullterm infants in the neonatal period. In: Friedman, S./Sigman, M. (Hrsg.): *Preterm birth and psychological development, 9,* 159–178.
Frodi, A. M./Lamb, M. E./Leavitt, L./Donovan, W. L. (1978). Fathers' and mothers' responses to infant smiles and cries. *Infant Behaviour and Development, 1,* 187–198.
Glass, P. et al. (1985). Effect of bright light in the hospital nursery on the incidence of retinopathy and prematurity. *New England Journal of Medicine, 313.*
Goldberg, S. (1979). Premature birth: Consequences for the parent-infant relationship. *American Scientist, 67,* 214–220.
Goldberg, S./Brachfeld, S./DiVitto, B. (1980). Feeding, fussing and play: Parent-infant interaction in the first year as a function of prematurity and perinatal medical problems. In: Field, T. M. (Hrsg.): *High risk infants and children: Adult and peer interactions.* NY: Academic Press.
Gorski, P. A./Davison, M. F./Brazelton, T. B. (1979). Stages of behavioural organization in the high-risk neonate: Theoretical and clinical considerations. *Semin. Perinatol., 3,* 61–72.

Gottlieb (1971). In: Friedman et al., 1981. (a. a. O).
Grammer, K./Schifenhövel, W./Schleidt, M./Lorenz, B. und Eibl-Eibesfeldt, I. (1988). Patterns on the face: The eyebrow flash in cross-cultural comparison. *Ethology, 77,* 270–299.
Gross, B. (1979). *Der Einfluß psychosozialer Faktoren auf die Frühgeburtlichkeit.* Dissertation, Universität Salzburg.
Grossmann, K./Fremmer-Bombik, E./Rudolph, J./Grossmann, K. E. (1988). Maternal attachment representations as related to patterns of infant/ mother attachment and maternal care during the first year. In: Hinde, R. A./Stevenson-Hinde, J.: *Relationships within families: Mutual influences.* Oxford: Oxford University Press.
Grossmann, K. E./Grossmann, K. (1991). *Bindungsverhalten und Depression.* Vortrag gehalten bei der Schweizerischen Gesellschaft für Psychiatrie, Schaffhausen.
Grossmann, K. E./Grossmann, K. (1995). Frühkindliche Bindung und Entwicklung individueller Psychodynamik über den Lebenslauf. *Familiendynamik, 20,* 171–192.
Grossmann, K. E. (1978). Die Wirkung des Augenöffnens von Neugeborenen auf das Verhalten ihrer Mütter. *Geburtshilfe Frauenheilkunde, 38,* 629–635.
Grossmann, K. E. (1993). Bindungen zwischen Kind und Eltern: Verhaltensbiologische Aspekte der Kindesentwicklung. *Joachim Jungius – Ges. Wiss. Hamburg, 70,* 49–63.
Grossmann, K. E./Grossmann, K. Huber, F./Wartner, U. (1981). German children's behaviour towards their mothers at 12 months and their fathers at 18 months in Ainsworths Strange Situation. *International Journal of Behavioural Development, 4,* 157–181.
Häglsperger-Hang, G. (1988). *Stillen und frühe Sozialisation auf den Trobriand Inseln und in westlichen Ländern.* Unveröffentlichte Dissertation, Universität München.
Harlow, H. F./Harlow, M. K. (1958). The nature of love. *American Psychologist, 13,* 637–685.
Harlow, H. F./Harlow, M. K. (1965). The affectional systems. In: Schrier, A. M./Harlow, H. F. Stollnitz, F. (Hrsg.): *Behaviour of non-human primates* (Vol. 2, 287–334). NY: Academic Press.
Harmon, R. J./Culp, A. M. (1981). The effects of premature birth on family functioning and infant development. In: Berlin, I. (Hrsg.): *Children and our future* (p. 1–9). Albuquerque: University of New Mexico Press.
Hassenstein, B. (1973). *Verhaltensbiologie des Kindes.* München: Piper.
Heslin, R./Nguyen, T. D. und Nguyen, M. L. (1982). Meaning of touch from a stranger or same sex person. *Journal of Nonverbal Behaviour, 7,* 147–157.
Hinde, R. A./Spencer-Booth, Y. (1967). The behaviour of socially living rhesus monkeys in their first two and half years. *Animal Behavior, 15,* 169–196.
Hinde, R. A./Stevenson-Hinde, J. (1991). Perspectives on attachment. In: Parkes, C. M./Stevenson-Hinde, J./Marris, P.: *Attachment across the life cycle.* London: Routledge.
Hoyer, H./Thalhammer, O. (1968). Geburtshilfliche und sozioökonomische Faktoren in der Genese der Frühgeburt. *Geburtshilfe und Frauenheilkunde, 28,* 8.
Hunziker, U. A./Largo, R. (1986). Betreuung von Risikokindern: Eltern-Kind-Beziehung im ersten Lebenshalbjahr. Eine deskriptive Studie. *Monatsschrift Kinderheilkunde, Bd. 134.*
Ijzendoorn, M. van/Wolff, M. de (1997). In search of the absent father. Meta-analysis of infant-father attachment: A rejoinder to our discussants. *Child Development, 68,* 604–09.

Ijzendoorn, M. van /Kroonenberg, P. (1988). Cross-cultural patterns of attachment: A meta-analysis of the strange situation. *Child Development, 59,* 147–156.
Isabella, R. (1993). Origins of attachment.: Maternal interactive behaviour across the first year. *Child Development, 64,* 605–21.
Kaplan, D. N./Mason, E. A. (1960). Maternal reactions to premature birth viewed as an acute emotional disorder. *American Journal of Orthopsychiatry, 30,* 539–552.
Keller, H./Chasiotis, A. (1991), Die Rolle des Vaters für die frühe Entwicklung des Kindes. *Psychosozial, II, (46),* 67–75.
Keller, H. (1979). Entwicklung des Explorationsverhaltens im 1. Lebensjahr. In: Voss, H. G./Keller, H. (Hrsg.): *Explorationsverhalten.* Weinheim: Beltz.
Keller, H. (1989). Entwicklungspathologie: Das Entstehen von Verhaltensauffälligkeiten in der frühesten Kindheit. In: Keller, H. (Hrsg.): *Handbuch der Kleinkindforschung.* Berlin: Springer. S. 527–543.
Keller, H./Schölmerich, A. und Eibl-Eibesfeldt, I. (1988). Communication patterns in adult-infant interactions in Western and Non-Western cultures. *Journal of Cross-Cultural Psychology, 19 (4),* 427–445.
Klaus, M. H/Kennel, J. H. (1983). *Mutter-Kind-Bindung: Über die Folgen einer frühen Trennung.* S. 145–234. München: Kösel.
Klaus, M. H./Kennel, J. H. (1976). Mothers separated from their newborn infants. *Pediatric Clinics of North America, 17 (4),* 172–179.
Konner, M. J. (1977). Evolution of human behaviour development. In: Leiderman, P. H. Tulkin, St. R./Rosenfeld, A. (Hrsg.): *Culture and Infancy, Variations in the Human Experience.* NY: Academic Press, 287–328.
Laukaran, V. H./Berg, B. J. van der (1980). The relationship of maternal attitude to pregnancy outcomes and obstetric complications. A study of unwanted pregnancy. *American Journal of Obstetrics and Gynecology, 136.*
Leifer, A./Leiderman, P. H./Barnett, C./Williams, J. A. (1972). Effects of mother-infant separation on maternal attachment behavior. *Child Development* (2nd consideration).
Lorenz, K. (1935). Der Kumpan in der Umwelt des Vogels. *Journal für Ornithologie, 83,* 137–213.
Lüders, D. (1990). Lehrbuch für Kinderkrankenschwestern. Stuttgart: Enke.
Macey, T. J./Harmon, R. J./Easterbrooks, M. A. (1987). Impact of premature birth on the development of the infant in the family. *Journal of Consulting and Clinical Psychology, 55,* 846–852.
Main, M. (1989). *Adult Attachment Rating and Classification System.* Unpublished scoring manual, Department of Psychology, University of California, Berkeley.
Main, M. (1991). Metacognitive knowledge, metacognitive monitoring and singular (coherent) vs. Multiple (incoherent) model of attachment. Findings and directions for the future. In: Parkes, C. M./Stevenson-Hinde, J./Marris, P. (Hrsg.): *Attachment across the life cycle.* London: Routledge.
Main, M./Kaplan, N./Cassidy, J. (1985). Security in infancy, childhood and adulthood: a move to the level of representation. In: Bretherton, I./Waters, E. (Hrsg.): Growing points of attachment theory and research. *Monographs of the Society for Research in Child Development,* 209, 50 (1–2).
Marcovich, M./deJong, T. M. (1999). Frühgeborene – zu klein zum Leben? Die Methode Marina Marcovich. Frankfurt: Fischer TBV.

Marcovich, M. (2000). Zitat aus *Zuwendung oder Maschinenmedizin*. Artikel aus *die presse*, siehe S. 82.
Matas, L./Arend, R./Sroufe, L. A. (1978). Continuity of adaptation in the second year: The relationship between quality of attachment and later competence. *Child Development, 49*, 547–556.
Medicus, G. (1995). *Zusammenstellung für die Vorlesung zur Humanethologie*. Handout. Universität Innsbruck.
Meltzoff, A. N./Moore, M. K. (1977). Imitation of facial and manual gestures by human neonates. *Science, 198*, 75–78.
Minde, K. K./Corter, C./Goldberg, S. (1984). The contributions of twinship and health to early interaction and attachment between premature infants and their mothers. In: Call, J. D./Galenson, E./Tyson, R. L.(Hrsg.): *Frontiers of infant psychiatry*. (Vol. 2, S. 160–175). NY: Basic Books.
Miranda, S. B./Hack, M. (1979). The predictive value of neonatal visual-perceptual behaviors. In Field, T. M. (Hrsg.): *Infants born at risk*. Part II, 69–90. SP Medical/Scientific Books.
Molcho, S. (1999). *Körpersprache der Kinder*. München: Mosaik.
Molinski, H. (1972). *Die unbewußte Angst vor dem Kind*. München: Kindler.
Montagu, A. (1978). *Touching: the human significance of the skin*. 2nd ed., NY: Harper & Row.
Nagelthür, M. (1980). *Einstellungsfaktoren auf Stillwunsch und Stillverhalten*. Dissertation, Universität Wien.
Niederhofer, H. (im Druck). Deutscher Parent Child Reunion Inventory. Universitätsklinik für Psychiatrie, Innsbruck.
Nöcker-Ribeaupierre, M. (1995). Auditive Stimulation nach Frühgeburt. Ein Beitrag zur Musiktherapie. Stuttgart.
Parke, R. D./Tinsley, B. J. (1987). Family interaction in infancy. In: Osofsky, J. D. (Hrsg.): *Handbook of infant development*, S. 578–641. NY: Wiley.
Parkes, C. M./Stevenson-Hinde, J./Marris, P. (1991): *Attachment across the life cycle*. London: Routledge.
Plunkett, J./Meisels S./Steifel, G./Pasick, P./Roloff, D. (1985). *The relationship of respiratory illness to preterm infant-parent attachment*. Paper presented at the meeting of the American Academy of Child Psychiatry, San Antonio, TX.
Pschyrembel, W. (1994). *Klinisches Wörterbuch. 257. Auflage*. Berlin: De Gruyter.
Purtscheller, G. (1985). *Die frühe Mutter-Kind-Beziehung bei Frühgeborenen. Wie Mütter Entwicklung und Verhaltensweisen ihrer frühgeborenen Kinder einschätzen*. Unveröffentlichte Dissertation, Universität Innsbruck.
Riegel, K./Ohrt, B./Wolke, D./Oesterlund, K. (1995). *Die Entwicklung gefährdet geborener Kinder bis zum fünften Lebensjahr*. Stuttgart: Enke.
Rode, S. S./Chang, P. N./Fish, P. O./Sroufe, A. (1981). Attachment patterns of infants separated at birth. *Dev. Psych., 17*, 188.
Rubin, R. A./Rosenblatt, C./Balow, B. (1973). Psychological and educational sequelae of prematurity. *Pediatrics, 52*, 352–363.
Sameroff. A. J./Chandler, H. J. (1975). Reproductive risk and the continuum of caretaking causality. In: Horowitz, D. (Hrsg.): *Review of Child Development Research, 4*, 187–244.
Sarimski, K. (1986). Psychologische Interventionen in der Nachbetreuung frühgeborener Kinder. *Frühförderung interdisziplinär, 5. Jg.*, 87–92.

Schiefenhövel, W. (1983). Weitere Informationen zur Geburt auf den Trobriand Inseln. *Curare Sonderband, 1/83*, S. 143 ff.
Schiefenhövel, W. (1984). Bindung und Lösung – Sozialisationspraktiken im Hochland von Neuguinea. In Eggers, Ch. (Hrsg): *Bindung und Besitzdenken beim Kleinkind*. München: Urban und Schwarzenberg, S. 51–80.
Schiefenhövel, W. (1991). Ethnomedizinische und verhaltensbiologische Beiträge zur pädiatrischen Versorgung. *Curare, 14*, 195–204.
Schiefenhövel, W. (2000). Leid ohne Sinn? Krankheit, Schmerz und Tod. Entwurf einer evolutionären Medizin. *Gesundheitswesen, 62 (1)*, S. 3–8, Stuttgart: Georg Thieme.
Schleidt, M. (1997). Die humanethologische Perspektive. Die menschliche Frühentwicklung aus ethologischer Sicht. In: Keller, H. (Hrsg.), *Handbuch der Kleinkindforschung*. Bern: Huber.
Schleidt, M. (2002). Evolutionsbiologische Betrachtungen zum Thema Frühgeborene. In: *Die ersten drei Jahre – Praxis der Frühförderung* (AG Frühförderung sehgeschädigter Kinder Hrsg.). Würzburg: Betheim, 49–62.
Schneider McClure, V. (2000). Infant Massage. Handbook for Loving Parents. Revised Edition. NY: Bantam.
Schoetzau, A./Papousek, H. (1977). Mütterliches Verhalten bei der Aufnahme von Blickkontakt mit dem Neugeborenen. *Zeitschrift für Entwicklungspsychologie und pädagogische Psychologie, 9*, 1088–1089.
Schulte, F. J./Spranger, J. (1992). *Lehrbuch der Kinderheilkunde: Erkrankungen im Kindes- und Jugendalter*. Stuttgart: Fischer.
Seligman, M. E. P. (1975). *Helplessness: On depression, development, and death*. San Francisco: Freeman.
Shmueli-Goetz, Y./Target, M./Datta, A./Fonagy, P. (2000). *Middle Childhood Attachment Interview* (MCAI). Coding and Classification System. University College London.
Siegmund, R./Schiefenhövel, W. (1990). Ontogenetic development of time patterns in food intake – a study of German infants and preliminary data from Trobriand infants (Papua New Guinea). *Journal of Interdisciplinary Cycle Research, 3*, 246–248.
Spangler, G./Grossmann, K. E. (1993). Biobehavioural organization in securely and insecurely attached infants. *Child Development, 64*, 1439–1450.
Spangler, G./Schieche, M. (1995). Psychobiologie der Bindung. In: Spangler, G. und Zimmermann, P. (Hrsg.): *Die Bindungstheorie. Grundlagen, Forschung und Anwendung*. Stuttgart: Klett-Cotta.
Spangler, G. (1995). *Die Rolle kindlicher Verhaltendispositionen für die Bindungsentwicklung*. In: Spangler, G. und Zimmermann, P. (Hrsg.): (a. a. O.), 178–190.
Sroufe, L. A. (1979). The coherence of individual development: Early care attachment and subsequent issues. *American Psychologist, 34 (10)*, 834–41.
Sroufe, L. A./Fleeson, J. (1988). The coherence of family relationships. In: Hinde, R. A./Stevenson-Hinde, J. (Hrsg.): *Relationships within families: Mutual Influences*. Oxfors: Oxford University Press.
Stern, M./Hildebrandt, K. A. (1984). *The behavioural implications of a prematurity stereotype: The effects of labelling on mother-infant interactions*. Paper presented at the meetings of the International Conference on Infant Studies, NY.
Strecke, D. (1991) *Psychophysiologische Effekte der Körperberührung bei Patienten auf einer Intensivstation*. Unveröffentlichte Diplomarbeit, Universität München.

Szeyer, M. (1998). *Platz für Anne. Die Arbeit einer Psychoanalytikerin mit Neugeborenen.* München: Kunstmann.
Trevarthen, C. (1983). Interpersonal abilities of infants as generators for transmission of language and culture. In: Oliviero, A./Zapella, M.: *The Behaviour of Human Infants.* NY: Plenum.
Tulzer, W./Wancura, J. (1971). Beeinflussung der Frühgeburtlichkeit durch soziale Faktoren. *Archiv für Kinderheilkunde, 183,* 338–347.
Wolke, D./Meyer, R. (1994). Psychologische Langzeitbefunde bei sehr früh Geborenen. *Perinatalmedizin, Bd. 166.*
Yeates, K. O./Selman, R. L. (1989). Social competence in the schools: Towards an integrative developmental model for intervention. *Developmental Review, 9,* 64–100.
Zahr, L. K./Balian, S. (1995). Responses of Premature Infants to Routine Nursing Interventions and Noise in the NICU. *Nursing Research, 44 (3).*
Zander, S. (1979). Geburtshilfe heute. In: Schlemmer, J. (Hrsg.): *Anfang gut, alles gut.* 55–64. Quelle Meyer.
Zeifman, D./Hazan, C. (1997). A process model of adult attachment formation. Chapter 7, S. 179–95. In: Duck, S. (hrsg.): *Handbook of Personal Relationships. Theory, Research and Interventions,* 2nd ed. Iowa: John Wiley and Sons.
Zeskind, P. S./Lester, B. M. (1978) Acoustic features and auditory perceptions of the crisis of newborns with prenatal and perinatal complications. *Child Development, 49,* 3, 580–589.